U0222903

老年照护技术

（供护理、助产、康复治疗技术专业使用）

主　编　王秀清
副主编　刘　璐　刘庆旺　刘　霞　张海燕
编　者（按姓氏笔画排序）
　　　　　王杏敏（沧州医学高等专科学校）
　　　　　王秀清（沧州医学高等专科学校）
　　　　　牛　杰（沧州医学高等专科学校）
　　　　　刘　璐（沧州医学高等专科学校）
　　　　　刘　霞（沧州医学高等专科学校）
　　　　　刘庆旺（沧州医学高等专科学校）
　　　　　宋慧丽（河北省沧州中西医结合医院）
　　　　　张　静（沧州医学高等专科学校）
　　　　　张海燕（沧州医学高等专科学校）
　　　　　张喜平（沧州医学高等专科学校）
　　　　　陈巧力（沧州医学高等专科学校）
　　　　　林秀芝（沧州医学高等专科学校）
　　　　　尚娟娟（沧州医学高等专科学校）
　　　　　赵丽丽（河北省唐山市截瘫养老院）
　　　　　高淑红（河北省沧州中西医结合医院）
　　　　　谭　静（青县康泰养老护理中心）

中国协和医科大学出版社
北京

图书在版编目（CIP）数据

老年照护技术 / 王秀清主编. —北京：中国协和医科大学出版社，2023.12
ISBN 978-7-5679-2250-1

Ⅰ.①老… Ⅱ.①王… Ⅲ.①老年人－护理学－职业教育－教材 Ⅳ.①R473.59

中国国家版本馆CIP数据核字（2023）第169037号

老年照护技术

主　　编：王秀清
策划编辑：魏亚萌
责任编辑：魏亚萌
封面设计：邱晓俐
责任校对：张　麓
责任印制：张　岱

出版发行：中国协和医科大学出版社
　　　　　（北京市东城区东单三条9号　邮编100730　电话010-65260431）
网　　址：www.pumcp.com
经　　销：新华书店总店北京发行所
印　　刷：小森印刷（北京）有限公司

开　　本：787mm×1092mm　　1/16
印　　张：11.5
字　　数：230千字
版　　次：2023年12月第1版
印　　次：2023年12月第1次印刷
定　　价：65.00元

ISBN 978-7-5679-2250-1

我国在 2020 年 11 月开展了第七次全国人口普查，人口普查公布的数据显示，截至 2020 年 11 月 1 日零时，我国 60 岁及以上人口为 26 402 万人，占全国总人口的 18.70%，与 2010 年相比上升了 5.44 个百分点。目前，我国已经成为世界上老年人口最多的国家，巨大的养老服务需求与专业化服务提供不足的矛盾日益突出。老年人不仅需要全社会的尊敬和爱戴，更需要关心和帮助。积极应对人口老龄化、为老年人提供有尊严的专业照护服务，从而提升老年人的生活水平和生命质量是全社会的共同愿望。

2019 年 3 月，教育部推出"学历证书＋若干职业技能等级证书"制度（简称"1+X"证书制度）试点项目，其中确定在养老服务领域首批推出老年照护职业技能等级证书试点项目，这一重大举措旨在充分发挥教育资源服务经济社会发展的人才支撑作用，积极引导养老服务领域行业企业与教育领域相关职业院校快速融合，有效引导相关应用型职业院校大学生关注中国养老服务业对人才的迫切需求，努力学习掌握养老服务相关职业技能，为中国养老服务业的科学发展培育专业化职业技能人才队伍，确保养老服务业可持续发展。

为更好地贯彻国务院 2019 年 1 月出台的《国家职业教育改革实施方案》和教育部推出的"1+X"证书制度，将职业证书教育融入学历教育中，我们编写了《老年照护技术》一书，旨在将老年护理的理论和老年照护的技术有机结合，助力学生考取老年照护职业技能等级证书。

本教材共 11 个项目，42 个任务，包括老年照护认知、老年人健康评估、老年人能力评估、老年人安全用药、老年人日常生活护理、老年人常用护理技术、急救技术、安宁疗护等内容，涵盖了老年护理理论技术和养老机构护理人员的岗位需求及职业技能要求，从多个角度帮助学生理解和掌握老年照护服务的专业技能和质量要求，对在校学生掌握老年照护职业技能（初级、中级）提供了技术支撑。本教材面向护理、助产、康复治疗技术专业的学生。

本教材采用纸数融合形式出版，读者可扫描书中二维码，阅读与教材内容相关联的课程资源。

本教材在编写过程中得到编者所在单位领导和专家的大力支持，在此谨表示诚挚的感谢！书中疏漏之处，恳请广大读者和专家批评指正。

编　者

2023年8月

目录 Contents ////////////////

项目一　老龄化与养老模式

随着社会的发展，人口老龄化席卷全世界，老龄化及老年人相关问题成为当今世界普遍关心的重要公共卫生问题。面对老龄化及老年人的健康问题，如何满足老年人的健康需求，提高老年人的生活质量，维护和促进老年人的身心健康，实现健康老龄化的战略目标，是全球需要面对的重要问题。

任务一　人口老龄化认知

学习目标

知识目标：能正确叙述人口老龄化；老化的概念；老年人年龄划分标准；人口老龄化问题的发展趋势和对策。

能力目标：能熟练应用老年人的年龄划分标准和老龄化社会的划分标准。

素质目标：培养学生社会责任感和职业认同感。

任务导入

中国在1999年底进入老龄化社会，是紧随发达国家之后较早进入老龄化社会的发展中国家，根据2021年5月11日发布的《第七次全国人口普查公报》显示，全国总人口共计14.4350亿人，31个省、自治区、直辖市和现役军人的人口中，0~14岁人口为253 383 938人，占17.95%；15~59岁人口为894 376 020人，占63.35%；60岁及以上人口为264 018 766人，占18.70%，其中65岁及以上人口为190 635 280人，占13.50%。请思考，人口老龄化给社会带来哪些影响？作为一名照护人员如何应对？

任务分析

人口老龄化是社会发展进步的标志，是世界人口发展的普遍趋势。但是不同国家、同一国家不同地区范围内老龄化的速度和程度存在较大差异。发达国家从19世纪中叶开始相继进入老龄化时代，老年人口比例相对较高，但是老年人口增长最快的是发展中国家。

一、世界人口老龄化特征和发展趋势

1.老年人口数量多，老龄化速度加快　世界人口以每年1.2%速度增长，老年人口以每年2%的速度增长。据统计，2011年全世界老年人约有7.43亿，2017年已达10亿，预计到2050年，老年人口数量将增至20亿，老年人口比例将由目前的10%增至20%。

2.发展中国家老年人口增长快　发展中国家从20世纪60年代开始，老年人口增长速度逐年加快。目前，发展中国家的老年人口增长率是发达国家的2倍左右。预计到2050年，世界约有82%的老年人生活在发展中国家。

3.人口平均寿命延长　19世纪，许多国家的人口平均寿命只有40岁左右，20世纪末则达到60~70岁。世界卫生组织2016年最新发布的报告显示，全球人口平均寿命在2000年至2015年增加了5岁，达到71.4岁。日本女性平均寿命为86.8岁，瑞士男性为81.3岁，其中，寿命的最大增幅出现在非洲，当地人均寿命提高9.4岁，达到60岁。

4.高龄老年人增长速度最快　80岁以上高龄老年人是老年人口中增长最快的群体，1950年至2020年，平均每年以3.8%的速度增长，大大超过60岁以上人口的平均增长速度（2.6%）。2015年，全球80岁以上老年人超过1.24亿，预计至2050年，高龄老年人约3.8亿，占老年人总数的1/5。

二、中国人口老龄化特征和发展趋势

1.老年人口规模大　2021年1月17日，国家统计局发布最新老年人口统计数据，截至2021年底，我国60周岁及以上老年人口数量已达26 736万人，占总人口的18.9%，其中65周岁及以上人口20 056万人，占总人口的14.2%，预计到2050年前后，老年人口数量将达到峰值4.87亿，占总人口的34.9%。

2.老年人口增长快　1980—1999年是中国人口年龄结构由成年型到老年型的转变时期，1999年，中国进入老龄化国家，至此，老龄化进程速度加快。据统计，65岁及以上老年人口占总人口的比例从7%提高到13.5%，发达国家需要45年左右，而中国仅用了20年，并且未来将长期保持高度的递增速率，是老龄化发展速度最快的国家之一。

3.区域发展不平衡　东部沿海等经济发达区域要明显快于西部等经济欠发达区域，具有明显的由东向西的区域梯次分布特点。上海在1979年进入老龄化时代，是中国最早进入老龄化的城市，宁夏在2012年才进入人口老龄化的行列，是中国最晚进入老龄化的城市，两者时间跨度为33年。另外，农村老龄化程度高于城镇水平，目前中国农村的老龄化程度高出城镇1.24%，呈现城乡比例倒置显著的现象。

4.老龄化程度超前于现代化水平　我国人口老龄化与社会经济发展水平不相适应。发达国家在进入老龄化社会时，人均国内生产总值一般在5000美元至1万美元，目前2万美元左右。2001年，我国65岁及以上老年人口占比达到7.1%，按照联合国标准正式进入老龄化社会。当年人均GDP仅为1041美元，按照国际上定义的每天低于两美元的中间贫困线标准衡量，我国还属于低收入国家，呈现出"未富先老"和"未备先老"的状态。老年人面临诸多问题和困难。2012年我国人均GDP虽然大幅增长至6188美元，但与多数发达国家相比仍然存在明显差距，经济发展压力依然较大。

5.老龄化和失能、空巢化、家庭小型化相伴随 据统计，2015年全国城乡失能、半失能老年人约4063万，占老年人口比例的18.3%。城乡空巢家庭大约达到50%，且空巢老年人口比例不断上升，2015年突破1亿。第六次人口普查结果显示，目前中国平均每个家庭3.1人，家庭小型化使家庭养老功能显著弱化，这些因素的存在对社会和家庭产生了沉重压力。

三、人口老龄化的应对方法

当前，中国已经进入人口老龄化加速发展时期，再加上在人口老龄化和人口总量过多的双重压力背景下，给国家的经济、政治、文化等领域带来了深刻影响，解决人口老龄化所带来的一系列问题必须具备战略性和超前性。因此，在充分借鉴国外有效经验的前提下，必须结合中国国情，探索出具备中国特色的应对人口老龄化问题的路径。

1.加快经济建设 根据中国人口年龄结构发展预测，在2030年之前，中国抚养系数低，是应对人口老龄化社会的关键准备期。此期老年人口占总人口的比例开始加速上升，但年龄结构相对年轻，劳动力资源充足，是国家负担较轻的黄金期。因此，必须加快经济发展，提升社会承载力。

2.完善社会保障体系和养老服务 健全多层次覆盖城乡老年居民的养老保险制度、完善退休人员基本养老金正常稳定增长调整机制，继续推进基本养老保险制度，让社会发展成果为全部老年人共享；同时，加快养老服务体系建设，整合社会资源，实行以家庭养老为基础、以社区养老为依托、以机构养老为支撑的养老服务体系，建立和完善区、镇和社区三级服务网络，使老年人不出家门、不出社区就能享受到专业的、有效的、高质量的照料、保健、护理等一条龙服务。另外，积极推进老年福利服务的法律保障，通过立法依法保障老年人的合法权益，重视老年精神关怀和心理慰藉。

3.积极发展居家社区养老服务 政府逐步建立支持家庭养老的政策体系，鼓励成年子女与老年父母共同生活，履行生活照顾、精神慰藉等赡养责任。建立全体居民电子健康档案，以失能、独居、空巢老年人为重点，整合建立居家社区养老服务信息平台，呼叫服务系统和应急救援服务机制，通过城乡和社区提供的服务引导和供需对接等，为老年人提供精准化、个性化、专业化服务。开展老年人健康教育，推进健康老龄化理念和医疗保健知识宣传进社区、进家庭，增强老年人的自我保健意识和能力，同时引导老年人树立终身发展的理念，鼓励老年人始终保持自尊、自爱、自信、自强的精神状态，实现健康老龄化和积极老龄化。

4.健全医疗保健服务体系　老年人数量逐年提高，且老年人在躯体、心理等方面的健康问题日益增多。老年人群最为关注的需求就是医疗保健服务，因此，通过积极探索和深化医疗卫生体制改革，健全多层次医疗保险制度，完善社区卫生服务网络体系，鼓励发展补充医疗保险和商业健康保险、老年人意外伤害保险。探索建立长期护理保险制度，满足老年人的医疗保健和护理保障需求。

 知识拓展

一、老年人年龄划分

人体从出生到成熟后期，随着年龄的增长，在形态和功能上都会出现进行性和衰退性的变化，我们称之为衰老，也称为老化。但因为老化存在个体差异，因此，"老年"只能是一个概括上的含义，是机体生理功能走向衰退和组织器官趋于老化的阶段。由于世界各国社会、经济、医疗卫生情况的差异造成了不同国家之间人口平均寿命的差异，导致老年人的年龄划分并无统一标准。

1.我国老年人的年龄划分标准　1982年，中华医学会老年医学分会建议年满60周岁及以上人群为老年人。现阶段我国老年人按时序年龄的划分标准为：45~59岁为中老年人（老年前期），60~89岁为老年人（老年期），90岁及以上为长寿老年人（长寿期）。

2.世界卫生组织规定老年人的年龄划分标准　世界卫生组织（WHO）对老年人的年龄划分有两个标准：发达国家将年满65周岁以上人群定义为老年人，发展中国家将年满60周岁以上人群定义为老年人。

（1）WHO根据人体生理心理结构上的变化对人的年龄界限又进行重新划分：44岁及以下为青年人；45~59岁为中年人；60~74岁为年轻老年人；75~89岁为老老年人；90岁及以上为长寿老年人。

（2）人口学研究规定：60~69岁为低龄老年人；70~79岁为中龄老年人；80岁及以上为高龄老年人。

二、人口老龄化和老龄化社会

1.人口老龄化　简称人口老化，是老年人口在总人口中的比例不断上升的动态过程。人口老龄化指一种社会现象，指人类群体的老化且持续增长的过程。出生率与死亡率下降、人口平均预期寿命延长是造成人口老龄化的直接因素。

2.老龄化社会　随着老年人口数量的增多，社会中老年人口的比例不断上升，使社会形成老龄化社会或老年型人口。

WHO对老龄化社会的内涵有两个划分标准，见表1-1。

表1-1 老龄化社会划分标准

	老年人年龄界定标准	老年人口系数
发达国家	65	≥7%
发展中国家	60	≥10%

注：1.发达国家的标准：65岁及以上人口数占人口总数的7%以上，称为老龄化社会（老龄化国家）。
　　2.发展中国家的标准：60岁及以上人口数占人口总数的10%以上，称为老龄化社会（老龄化国家）。

三、人口老龄化的特征和发展趋势

人口老龄化是社会发展进步的标志，是世界人口发展的普遍趋势。但是不同国家、同一国家不同地区范围内老龄化的速度和程度存在较大差异。发达国家从19世纪中叶开始相继进入老龄化时代，老年人口比例相对较高，但是老年人口增长最快的是发展中国家。

任务评价

1.什么是人口老龄化？
2.我国人口老龄化的现状是什么？
3.我们如何应对人口老龄化？

任务二　认识养老模式

▶▶学习目标

知识目标：能正确理解我国及其他国家的养老模式。
能力目标：能够根据老年人的具体情况，帮助老年人选择正确的养老模式。
素质目标：培养学生坚定从事老年照护工作的信念、价值和情怀。

任务导入

王爷爷，70岁，退休工人。离异8年。既往高血压10年，冠心病2年。个人嗜好吸烟、饮酒。目前独居，生活基本自理，子女均在外地工作，不能时时陪伴，子女担心父亲一人生活，一旦生病会有生命危险，建议父亲随子女居住或去养老院生活，但王先生不愿离开自己家，执意在家独居。家属咨询照护人员，照护人员应给出怎样的建议？

任务分析

家庭养老是传统的养老模式。中国是崇信儒家文化的国家，长期以来形成了"家庭养老"的传统模式，养儿防老、家长的主导地位、几代同堂等传统观念根深蒂固，选择家庭养老的人们，他们生活在家庭中，感到"熟悉"和"自由"，经济上也比较划算。但随着现代社会的人际竞争加剧，生活节奏加快，工作负担加重，致使家庭养老的人力成本剧增，加上"421型"家庭的增多以及空巢家庭等问题的出现，家庭养老这一传统养老方式必将随家庭结构的变化而变化。

 知识拓展

国内外养老模式的发展与世界各国人口老龄化程度、国家经济水平、社会制度、护理教育发展等有关。

一、我国的养老模式——9073模式

2016年5月27日，习近平总书记在主持中共中央政治局第32次集体学习时指出：要"构建居家为基础、社区为依托、机构为补充、医养相结合的养老服务体系，更好满足老年人养老服务需求"。

近年来，我国"9073"养老模式逐渐发展成型，即90%老年人居家养老，7%老年人依托社区支持养老，3%老年人入住机构养老。也就是说，我国老年人大多数是居家和社区养老。

1.居家养老 是目前我国最主要的养老模式，是以家庭为核心，以专业化服务为依托，为居家老年人提供以解决生活困难为主要内容的社会化服务。居家养老的基本做法是在城市各个社区建立养老护理服务中心，老年人居住在自己家里，并由服务中心派出经过训练的养老护理员按约定时间到老年人家中为老年人提供照护服务，服务内容包括：生活照护、医疗服务、精神关爱。

2.社区养老 是指以家庭为核心，以社区为依托，以老年人日间照护、生活照护、家政服务和精神慰藉为主要内容，以社区日托为主要形式，并引入养老机构专业化服务方式的养老服务体系。主要内容包括：设立老年人购物中心、老年人食堂；建立老年人医疗保健机构、老年人活动中心；开办老年婚介所、老年大学，充分利用专业养老机构的资源对老年人进行健康评估、生活照护、医院外延性护理、康复护理。

3.机构养老 是指通过老年人集中居住养老机构，由机构的专业人员为老年人提供照护服务。目前我国的养老机构主要包括福利院、敬老院、养老院、老年公寓、养护院等形式。

这些养老服务模式各有特点和优缺点。社区养老能够将老年人融入社区，提供更为灵活和个性化的服务，但面临资源不足和服务质量参差不齐的挑战。居家养老能够保持老年人与家庭的亲密联系，但家庭护理和社区服务的质量和覆盖面也是一个关键问题。机构养老提供专业化的护理和服务，但可能面临高费用、床位不足等挑战。

二、国外养老模式

1.独立型　欧美在养老模式的探索中取得了较好的成就，欧美国家的老年人能够真实地享受社会保障制度下的利益。欧美法律并未明确规定子女必须供养父母，家庭养老在欧美社会只存在一小部分，但足以满足老年人的精神与情感需求。

欧美国家的老年人愿意独立居住，是欧美社会强调个人在尽量少地依赖他人帮助的情况下独立生存的价值观的体现。强调社区支持老年人的家庭，即以社区为基础提供的正式服务，特别是上门服务来增强老年人在家庭里的生活能力。如美国实施的"社会服务街区补助计划"，为老年人提供很多服务项目，如家政服务、运输、供给膳食等，所有住在家里的老年人都能获得这样的服务。

在美国，针对老年人及其家庭的养老服务和项目还有很多。比如，对选择在家的年弱长者，可能有成人日常照料、社区服务、临终关怀、喘息服务、专业家庭保健治疗、远程医疗、老年人全方位照料项目；入院护理者则可选择专业护理机构、生活协助和持续照护退休老年人的社区。此外，美国各州政府和联邦政府共同资助的医疗补助计划是政府在长期照顾方面最大的一笔资金投入，专门为低收入群体设计。联邦政府资助的医疗保险计划则主要用于支付医疗费用，包括急性病症的门诊费用和住院费用。

2."同居"型　日本是世界上老龄化程度最严重的国家，从20世纪70年代起就进入老龄化社会，日本政府出版的2015年版《高龄社会白皮书》显示，65岁以上老年人目前已有3300万人，占总人口的26%，也就是4个人中，就有一位65岁以上的老年人。如何应对这一个"超老龄化社会"，这让历届日本政府都非常头痛。为解决养老问题，日本政府鼓励"同居"，即老年人与子女同住，谓之同居型。同时，为"同居"的家庭制定了一系列帮扶政策。

（1）父母与长子同住的家庭养老型模式：长子可继承父母家产，分家出去的孩子则无继承的权利。

（2）政府支持并鼓励家庭养老：日本政府推出了一项家庭养老保障措施，如若子女照顾低收入的70岁以上的老年人，可享受免税；若老年人的照顾需要特殊设备，政府予以提供。

（3）建立了完善的养老服务体系：主要表现在两方面，即设施服务（在养老机构接受全方位的服务）和在宅服务（以居家养老为主）。日本政府为在宅服务提供全面的帮助，如对上门服务的护理人员进行专业培训，提供车接送老年人往返于养老院或"日托护理中心"与家之间。

3.高福利型　新加坡政府认为，孝是伦理道德的起点，上可使社会得以延续，下可稳定国家政权，政府一直强调人们应当尊老爱幼、赡养老年人这一概念，制定了"赡养父母法"，成为首个拥有赡养父母法律的国家，对于被告未赡养父母的子女，法院可判处一万新加坡元的罚款或一年有期徒刑。新加坡政府推出了4个专门的"敬老保健金计划"，每次拨款均达到5000多万新加坡元，受惠人数超过18万。政府又推出了"三代同堂花红"，即与老年人同住的纳税人享受相应的利益，正因为这些惠及老年人的计划的实行，为需要赡养老年人的低收入家庭提供了资金保障。构建起以社区居家养老为主体的养老服务模式，强调绝大部分老年人在家里或者社区享受优质的养老服务，新加坡的养老服务机构为居家养老服务、日间照料中心和入住式养老服务中心。

任务评价

1.我国现行的养老模式是什么？
2.世界其他国家的养老模式有哪些？

 证考链接

老龄化与养老模式

项目二　老年人健康评估

随着老年人群的快速增长及老年人各种机体功能的衰退、慢性病患病率的增加，使得老年人群对医疗卫生服务的需求逐步扩大，对老年人进行健康评估，是老年照护的重要组成部分。老年人健康评估包括老年人躯体、心理和社会三个方面。对老年人进行健康评估首先要明确老年人健康评估的原则、掌握老年人健康评估的方法，牢记老年人健康评估的注意事项。

一、老年人健康评估原则

（一）明确老年人身心变化特点

1.老年人的生理变化特点　随着老年人年龄的增长，其机体的细胞、组织和器官会发生退行性改变，这些退变是正常的，属于生理性改变。

2.老年人病理变化特点　除了生理性退变，老年人的机体还可能发生各种病理性改变，即由老年人患病导致的变化，是异常的，属于病理性改变。

3.老年人的心理变化特点　老年人除了躯体功能会发生退变，心理也会产生不同的变化。在情感方面，由于老年人离退休等社会因素和空巢、养老等家庭因素以及患病等因素的影响，有些老年人会出现孤独、焦虑、抑郁等情绪。

（二）明确老年人辅助检查结果的变化特点

老年人辅助检查结果异常与以下因素有关：①生理功能的老化；②病理因素的影响；③药物的影响。医护人员应正确解读老年人的辅助检查结果，辨别异常结果是由正常老化所致，还是病理因素所致，以避免漏诊和误诊。

（三）重视老年人患病的非典型性表现

老年人由于感受能力降低，以及常并发多种疾病，故发病后可能缺乏典型的症状和体征，称为非典型性临床表现。如老年急性心肌梗死患者，发病后可能无明显心前区疼痛症状，仅表现为面色苍白、胸闷、恶心呕吐等。老年人患病后临床表现不典型的特点，给疾病的诊疗增加了一定难度，容易造成漏诊或误诊。因此对于老年患者，医护人员要重视其客观检查结果。

二、老年人健康评估方法

1.交谈　通过与老年人及其照护者进行谈话沟通，以了解老年人的健康状况。

2.观察　护士可通过视、听、触等多种感官能力和必要的辅助仪器，观察老年人的机体功能状态，以便明确其健康问题。

3.体格检查 运用视诊、触诊、叩诊、听诊等多种检查方法，对老年人进行系统的有目的的检查。

4.阅读 通过查阅病历、健康档案等资料，来获取老年人的健康信息。

5.测试 运用针对性的量表或问卷，评估老年人的身心状况。

三、老年人健康评估注意事项

（一）提供适宜的环境

老年人体检时应注意室温适宜，以22~24℃为宜。评估老年人的视听能力时，应注意环境光线充足，安静、无干扰，并注意保护老年人的隐私。

（二）选择得当的方法

对于活动受限的老年人，帮助其采取适当的体位进行检查。检查老年人的口腔和听力时，应取下义齿和助听器。对于触觉功能减弱或缺失的老年人，进行感知功能检查时，应注意刺激得当，避免造成老年人损伤。

（三）运用沟通的技巧

老年人的视觉、听觉、语言表达功能以及记忆能力等会有不同程度的下降，与其交谈时会产生不同的沟通障碍。因此，医护人员应运用适当的沟通技巧，促进与老年人的沟通。如吐字清晰、声音响亮、语速减慢、耐心倾听、不随意打断老年人的谈话，适当握手以拉近和老年人的距离。与认知功能障碍的老年人交谈时，提问要简洁明了，必要时可通过其家属或照护者了解相关情况。

（四）安排充分的时间

为了避免老年人疲劳，以及给老年人充分的时间回顾自身的健康状况，医护人员应安排足够的时间对其进行健康评估，也可分次进行，以获得准确全面的健康资料。

任务一 老年人躯体健康评估

▶▶学习目标

知识目标：能正确叙述老年人健康评估的内容、原则和注意事项；老年人相关健康状况评估量表的使用。

能力目标：能正确对老年人进行躯体健康评估。

素质目标：关心体贴老年人，具有严谨的工作态度和爱岗敬业的责任意识。

任务导入

张爷爷，62岁，离退休干部。近期在社区门诊非同日多次测量血压，血压范围为（140~148）/（80~88）mmHg，无头痛、头晕、耳鸣等不适。吸烟史10余年，饮酒史5年。照护人员对张爷爷进行躯体评估。

任务分析

老年人躯体评估的主要评估内容包括健康史、体格检查、功能评估以及辅助检查。

 知识拓展

一、健康史

（一）基本情况

姓名、性别、出生日期、民族、籍贯、婚姻状况、文化程度、职业、医疗费用的支付方式、家庭住址和联系方式等。

（二）健康状况

1.现病史 发病原因与患病时间，主要症状，伴随症状，诊疗过程等。

2.既往史 既往患病史、手术、外伤史，食物和药物过敏史等。

3.家族史 家族遗传病史、传染病史、精神病史等。

二、体格检查

（一）全身状况

1.生命体征

（1）体温：老年人基础体温和最高体温均较成年人低，尤其是70岁以上的老年患者感染时常无明显发热表现。故判断其发热的方法为：若午后体温比清晨高1℃以上，应视为发热。

（2）脉搏：每次测量时间不应少于30秒，并注意脉搏的不规律性。

（3）呼吸：老年人正常呼吸频率为16~25次/分，若呼吸频率＞25次/分，需警惕某些病变的可能；评估时需注意老年人的呼吸方式和节律，以及有无呼吸困难等。

（4）血压：老年人常见高血压和直立性低血压，因此，不仅要检查其卧位血压，还应检查其直立位血压。一般先平卧10分钟后测量卧位血压，然后在直立后的1分钟、3分钟、5分钟时分别测量血压一次，如果任何一次直立位收缩压比卧位收缩压降低≥20mmHg或任何一次直立位舒张压比卧位舒张压降低≥10mmHg，即可诊断为直立性低血压。

2.营养状况 评估老年人每日饮食状况，测量身高、体重、腰围等，计算体重指数（BMI）。

3.意识状态 评估老年人对自身和周围环境的认知能力，有助于判断其有无神经系统疾病及代谢性疾病等。

4.体位、步态 患病可影响老年人的体位，如心、肺功能不全的老年人，可出现端坐呼吸的被迫体位。老年人的异常步态，多见于某些疾病，如偏瘫步态见于脑卒中，慌张步态见于帕金森病，醉酒步态见于小脑疾病等。

（二）皮肤

评估老年人皮肤的颜色、温度、湿度，有无皮损和特殊感觉等。常见的皮损有老年色素斑、老年性白斑等。长期卧床的老年人应注意观察有无皮损，预防压疮的发生。

（三）头面部与颈部

1.头面部

（1）头发：老年人的发色会逐渐变白，头发会逐渐变得稀疏，甚至脱发。

（2）视力：老年人的眼睑下垂；对光反射变慢；泪腺分泌减少，易出现眼干；角膜上可出现白灰色云翳。老年人晶状体调节能力下降，睫状肌肌力减弱，远视功能增强，近视功能下降，多出现老花眼。常见疾病有白内障、青光眼、糖尿病视网膜病变等。

（3）听力：老年人的耳郭失去弹性。听力逐渐减退，易出现老年性耳聋。

（4）嗅觉：老年人的鼻黏膜逐渐萎缩干燥，嗅神经细胞减少，50岁后嗅觉开始下降。

（5）口腔：老年人常见牙齿颜色变黄、变黑，常有牙齿缺损。老年人的口腔黏膜及牙龈由于毛细血管血流的减少而显得苍白；口腔黏膜由于唾液分泌减少而变得干燥；由于唾液分泌减少和味蕾退化而使味觉功能下降。

2.颈部 应注意老年人有无颈项强直，多见于颈椎病、颈部肌肉损伤以及老年痴呆等。颈部血管杂音可能与颈动脉硬化有关，也可能与心脏杂音传导致颈部有关。

（四）胸部

1.胸、肺部 由于生理老化和病理因素的影响，老年人的胸部检查可见如下体征：桶状胸、胸廓活动受限、叩诊多呈过清音、呼吸音强度减弱等。

2.心前区 老年人心尖搏动区可能出现在锁骨中线旁，心尖搏动幅度变小。

听诊第一和第二心音减弱，静息时心率变慢。由于瓣膜僵硬和关闭不全，听诊时可闻及异常的舒张期杂音，并可传导至颈动脉。

3.乳房 老年女性乳房松弛下垂和变得平坦。中老年女性是乳腺癌的高危人群，如发现乳头溢液或局部有肿块，应警惕癌症。男性如果出现乳房发育，多由于体内激素改变或药物的副作用所致。

（五）腹部

肥胖的老年人由于腹部皮下脂肪堆积而会掩盖一些腹部体征。消瘦的老年人肠梗阻时较易出现腹部膨胀，但由于腹部肌肉松弛，腹膜炎时不易出现腹肌紧张。由于肺扩张导致膈肌下移，肝脏可于肋缘下触及。听诊多可闻及肠鸣音减弱。

（六）泌尿生殖器

老年女性由于雌激素缺乏而使泌尿生殖系统发生如下改变：阴毛变稀变灰，阴唇皱褶增多，阴蒂变小，阴道干燥，子宫颈变短，子宫及卵巢缩小。

老年男性由于激素水平降低而使泌尿生殖系统发生如下改变：阴毛变稀变灰，阴茎、睾丸变小。前列腺增生导致排尿阻力增大，甚至出现排尿困难。

评估老年人的排尿功能时，应注意评估其排尿次数、尿量、尿液性状、有无尿潴留或尿失禁等异常排尿情况，必要时检测膀胱残余尿量。

（七）脊柱和四肢

老年人由于肌肉松弛，椎间盘退行性改变等因素，使脊柱变形而多有驼背。由于关节软骨退变和骨质增生而使关节活动受限。评估老年人的四肢时，注意检查其皮肤情况、关节活动度、动脉搏动情况，有无疼痛、肿胀、畸形及运动功能障碍等。

（八）神经系统

老年人由于神经系统功能的生理性退化以及病理因素的影响，可出现如下改变：记忆力下降、认知功能下降、易疲劳、反应迟钝、协调平衡能力下降等。

三、功能状态评估

本文所说的功能状态主要是指老年人的日常生活能力。由于功能状态直接影响老年人的生活质量，所以照护人员定期对老年人进行功能状态评估，以此作为照护措施制订的依据。

（一）评估内容

评估内容包括日常生活能力、功能性日常生活能力和高级日常生活能力。

1.日常生活能力（activities of daily living，ADL） 老年人最基本的生活自

理能力，如穿衣、洗漱、进食、如厕等。如果ADL下降，则直接影响老年人的生活质量。

2.功能性日常生活能力（instrumental activities of daily living，IADL） 老年人除具备最基本的生活自理能力外，还能在家中和户外进行自我照护的能力，包括洗衣、做饭、使用电话、购物、使用交通工具等。IADL是老年人维持社会功能的体现。

3.高级日常生活能力（advanced activities of daily living，AADL） 主要体现老年人的智能能动性和社会角色功能，包括社交活动、职业活动等。AADL的下降，比ADL和IADL的下降较早出现。老年人一旦有AADL的下降，需进一步做ADL和IADL的评估。

（二）评估工具

在医院、社区卫生服务中心、康复机构及养老机构等开展老年功能状态评估时，多使用标准化的评估量表，评估方法详见项目三老年人能力评估。

四、辅助检查

老年人的辅助检查结果会受到不同因素的影响，因此，其检查标准值需要通过年龄校正可信区间或参考范围来确定。

（一）常规实验室检查

1.血常规 老年人外周血中的红细胞、血红蛋白和血细胞比容会有所下降，其贫血标准为：红细胞$< 3.5 \times 10^{12}/L$，血红蛋白$< 110g/L$，血细胞比容< 0.35。老年人白细胞、血小板计数无增龄性变化。

2.尿常规 老年人尿蛋白、尿胆原与成人相比无明显差异；肾糖阈升高，可出现血糖升高而尿糖反而阴性的情况；尿白细胞比例增多，尿沉渣中白细胞计数> 20个/HP有病理意义；老年男性中段尿培养菌落计数$\geq 10^{3}/ml$，老年女性中段尿培养菌落计数$\geq 10^{4}/ml$，有病理意义。

（二）心电图检查

由于生理功能老化和病理因素的影响，老年人心电图常出现轻度非特异性改变：如电轴左偏倾向、P波变平坦、T波变窄、P－R间期延长和ST段非特异性改变等。

（三）影像学及内镜检查

影像学检查已广泛应用于老年人各种疾病的诊疗，如腹部B超对肝、胆、胰等疾病的诊断有重要意义，CT、MRI有助于对脑血管病、颅内肿瘤的诊断，内镜检查对老年人消化、呼吸、泌尿系统疾病的诊疗具有很大的价值。

任务评价

1.请说出对老年人进行健康评估时，应遵循哪些原则？
2.对老年人进行生命体征评估时，有哪些注意事项？

任务二　老年人心理健康评估

>> **学习目标**

　　知识目标：能正确叙述老年人心理健康评估的内容；熟悉老年人相关心理评估量表的使用。

　　能力目标：能正确对老年人进行心理健康评估。

　　素质目标：关心体贴老年人，具有爱心、耐心的工作态度和同理心。

任务导入

　　刘奶奶，65岁。8年前老伴儿过世，2年前独生女儿出嫁，目前独居。近半年，刘大妈情绪低落，对什么都感到没意思，少言寡语，面色灰暗，举止迟缓。伴有失眠、胃胀不适、便秘等症状，照护人员对刘奶奶进行心理评估。

任务分析

　　由于生理老化、病理因素及离退休、空巢、丧偶、养老等家庭因素的影响，老年人的心理可能会出现不同的变化，如焦虑、抑郁以及认知障碍等，正确评估老年人的心理健康状况，有利于为老年人提供有针对性的心理护理。

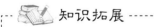 知识拓展

一、老年人情感状态的评估

（一）焦虑评估

　　焦虑（anxiety）是个体受到威胁时的情绪状态，表现为紧张、不安、忧虑、恐惧等一系列复杂的情绪反应。常用汉密尔顿焦虑量表（Hamilton anxiety scale，HAMA）对被试者进行评估。

　　1.量表结构　该量表包括14个条目，精神性焦虑和躯体性焦虑两大类。1~6项和第14项为精神性焦虑，7~13项为躯体性焦虑（表2-1）。

表2-1　汉密尔顿焦虑量表

项目	主要表现
1.焦虑	担忧，感到有最坏的事件要发生，易激惹
2.紧张	紧张、易疲劳、不能放松、易哭、感到不安
3.害怕	害怕：黑暗、一人独处、陌生人、动物、乘车、公共场合
4.失眠	入睡困难、易醒、睡眠质量不好、多梦、夜惊、醒后感疲倦
5.认知功能	注意力无法集中、记忆力差
6.抑郁心境	对以往爱好缺乏兴趣、抑郁
7.躯体性焦虑（肌肉系统）	肌肉酸痛、肢体抽动、活动不灵活、牙齿打战、声音发抖
8.躯体性焦虑（感觉系统）	发冷发热、软弱无力、浑身刺痛、视物模糊
9.心血管系统	心悸、胸痛、头晕
10.呼吸系统	胸闷、呼吸困难、叹息
11.消化系统	吞咽困难、嗳气、消化不良、腹泻、体重减轻、便秘
12.泌尿生殖系统	尿频、尿急、性冷淡、停经、早泄、阳痿
13.自主神经系统	潮红、苍白、易出汗、口干、紧张性头痛、毛发竖起
14.会谈时行为表现	（1）一般表现：紧张、不能放松、咬手指、紧握拳、摸弄手帕、手发抖、面色苍白、面肌抽动、皱眉、表情僵硬、肌张力增高、叹气样呼吸 （2）生理表现：易出汗、吞咽、打嗝、安静时心率加快、呼吸加快、腱反射亢进、震颤、瞳孔放大、眼睑跳动、眼球突出

注：0=无症状；1=轻微；2=中度；3=重度；4=极重度。

2.评估方法　评估时由两名经过训练的专业人员采用交谈和观察的方法进行联合评估。该量表所有项目均采用0~4分的5级评分法。各级评分标准：0=无症状；1=轻度；2=中度，有症状，但不影响生活与工作；3=重度，症状重，影响生活和工作，需进行处理；4=极重度，症状极重，严重影响生活和工作。

3.评估结果　总分<7分，说明没有焦虑；>14分，提示肯定有焦虑；>21分，提示明显焦虑；>29分，提示严重焦虑。

（二）抑郁评估

汉密尔顿抑郁量表（Hamilton depression scale，HAMD）是目前临床上应用最为广泛的量表，能较好地反映抑郁严重程度（表2-2）。

表2-2 汉密尔顿抑郁量表

评分标准	无	轻度	中度	重度	极重度
1.抑郁情绪	0	1	2	3	4
2.有罪恶感	0	1	2	3	4
3.自杀	0	1	2	3	4
4.入睡困难	0	1	2		
5.睡眠不深	0	1	2		
6.早醒	0	1	2		
7.工作和兴趣	0	1	2	3	4
8.迟缓	0	1	2	3	4
9.激越	0	1	2	3	4
10.精神性焦虑	0	1	2	3	4
11.躯体性焦虑	0	1	2	3	4
12.胃肠道症状	0	1	2		
13.全身症状	0	1	2		
14.性症状	0	1	2		
15.疑病	0	1	2	3	4
16.体重减轻	0	1	2		
17.自知力	0	1	2		
18.日夜变化: A.早 B.晚	0	1	2		
19.人格或现实解体	0	1	2	3	4
20.偏执症状	0	1	2	3	4
21.强迫症状	0	1	2		
22.能力减退感	0	1	2	3	4
23.绝望感	0	1	2	3	4
24.自卑感	0	1	2	3	4

注：总分≥35分，提示可能为严重抑郁；总分≥20分，提示可能为轻或中等度抑郁；总分＜8分，说明没有抑郁症状。

二、认知功能评估

老年人认知功能评估包括逻辑思维能力、语言表达能力及定向力三个方面。目前临床上最常用的测试是简易操作智力状态问卷（short portable mental status questionnaire，SPMSQ），其特点是容易操作，花费时间少。

1.问卷内容　该问卷内容包括四个方面：定向力、短期记忆能力、长期记忆能力和注意力，共10个问题，如"今天是几号？""您在哪儿出生的？""您的家庭住址是？"，以及"20减去3，一直减下去，直至减完"等问题。

2.评估方法　评估时直接向被测试者提问，被测试者回答正确记1分。

3.评估结果　该问卷满分是10分。答错0~2项者，为认知功能完整；答错3~4项者，为轻度认知功能障碍；答错5~7项者，为中度认知功能障碍；答错10项者，为重度认知功能障碍。评估时需结合被测试者的受教育情况：若老年人受过初等教育，则允许错1项以上；若老年人受过高中及以上教育，则只允许错1项。

任务评价

1.请描述照护人员应如何对患者进行心理评估？

2.请说出照护人员进行心理评估的常用工具有哪些？

任务三　老年人社会健康评估

▶▶ 学习目标

　　知识目标：能正确叙述老年人社会评估的内容；熟悉老年人家庭评估量表的使用。

　　能力目标：能正确对老年人进行社会评估。

　　素质目标：关心体贴老年人，具有耐心、周到的工作态度和爱岗敬业的责任意识。

任务导入

　　吴爷爷，74岁。急性脑梗死后1个月，现有左侧肢体偏瘫，左上肢肌力Ⅱ级，左下肢肌力Ⅲ级，无认知及言语功能障碍。吴爷爷出院后与老伴儿及女儿一家一起居住。为了更好地照顾吴爷爷，社区护理人员与其家人沟通后决定进行家庭访视，在家庭方式的过程中，社区护理人员除了对吴爷爷进行躯体和心理评估以外，还对吴爷爷的社会情况进行了评估。

任务分析

老年人社会健康评估主要是对老年人的社会健康状况和社区功能进行评估，具体包括角色功能、文化背景、家庭状况及所处环境。

 知识拓展

一、环境评估

1.物理环境 现代相当一部分老年人是独居状态，因此对其居家环境进行评估，判断有无安全隐患，具有重要的意义。

（1）居住环境：有无取暖或降温设备；室内空气是否清新；饮用水是否有污染；有无噪声；外出活动是否便利等。

（2）居家安全：楼梯、走廊、卫生间有无照明设备，卫生间有无安装扶手，地面有无防滑设施，电源插座使用是否安全，药物和冰箱食物有无过期等。

2.社会环境 主要包括经济状况、生活方式及社会支持等方面。

（1）经济状况：经济状况直接关系到老年人的晚年生活质量，照护人员可询问以下问题来获取相关资料：您的经济来源有哪些？是否有家庭经济困难？医疗费用的支付方式是什么？

（2）生活方式：询问老年人或其照护者，了解老年人在饮食、排泄、睡眠、活动、娱乐等方面是否存在不良的生活方式。

（3）社会支持：评估老年人是否有支持性的社会关系，如家庭关系是否和谐，家庭成员能否对老年人提供帮助，邻里关系是否和谐，能否获得社会支持性服务等。

二、家庭评估

家庭是影响老年人身心健康的重要因素，因此，对老年人进行家庭评估具有重要的意义，可以为制订合理的照护计划提供依据。

目前常用APGAR家庭功能评估表（表2-3）对老年人进行家庭评估，以了解老年人有无家庭功能障碍。该评估表包括家庭功能的5个方面：适应度、合作度、成长度、情感度及亲密度。

表2-3　APGAR家庭功能评估表

项目	经常	有时	很少
1.当我遇到问题时，可以从家人处得到满意的帮助	☐	☐	☐
2.我很满意家人与我讨论各种问题的方式	☐	☐	☐
3.当我希望从事新的活动时，家人都能接受并给予支持	☐	☐	☐
4.我很满意家人对我表达情感的方式和对我情绪的反应	☐	☐	☐
5.我很满意家人与我共度时光的方式	☐	☐	☐

注：经常=2分，有时=1分，很少=0分。总分7~10分，提示家庭功能无障碍；总分4~6分，提示家庭功能中度障碍；总分0~3分，提示家庭功能重度障碍。

任务评价

1.请描述照护人员进行环境评估时，重点评估哪些方面？

2.请说出照护人员进行家庭评估时，常用的评估工具是什么？

 证考链接

老年人健康评估

项目三　老年人能力评估

老年人能力评估（ability assessment for older adults）是指对需要接受养老服务的老年人，由专业的评估人员，从多方面、多维度、跨学科地进行综合评估，再结合老年人既往病史、近期发生意外事件等因素，确定老年人综合能力等级。

国家市场监督管理总局、国家标准化管理委员会于2022年12月制定发布了《老年人能力评估规范》（GB/T 42195—2022）行业标准。此标准的制定，为老年人能力评估提供了统一、规范和可操作的评价工具。

一、评估指标与结果

评估指标分为一级指标和二级指标，评估结果共分四个等级。

1.**一级指标**　包括自理能力、基础运动能力、精神状态、感知觉与社会参与，共计4个一级指标。

2.**二级指标**　包括自理能力8个、基础运动能力4个、精神状态9个、感知觉与社会参与5个，共计26个二级指标（表3–1）。

表3–1　老年人能力评估指标

一级指标	二级指标
自理能力	进食、修饰、洗澡、穿/脱上衣、穿/脱裤子和鞋袜、小便控制、大便控制、如厕
基础运动能力	床上体位转移、床椅转移、平地行走、上下楼梯
精神状态	时间定向、空间定向、人物定向、记忆、理解能力、表达能力、攻击行为、抑郁症状、意识水平
感知觉与社会参与	视力、听力、执行日常事务、使用交通工具外出、社会交往能力

3.评估结果

（1）老年人能力的初步等级：能力完好、能力轻度受损（轻度失能）、能力中度受损（中度失能）、能力重度受损（重度失能）、能力完全丧失（完全失能）5个等级。

（2）能力等级变更依据：近30天内照护风险事件，确定是否存在以下导致能力等级变更的项目。①处于昏迷状态者直接评定为能力完全丧失；②确诊为痴呆或其他精神和行为障碍疾病（F04~F99），在原有能力级别上提高一个等级；③近30天发生过2次及以上照护风险事件（如跌倒、噎食、自杀、自伤、走失等）在原有能力级别提高一个等级。

老年人能力等级划分标准见表3–2。

表3-2 老年人能力等级划分标准

能力等级	等级名称	等级划分
0	能力完好	总分90
1	能力轻度受损（轻度失能）	总分66~89
2	能力中度受损（中度失能）	总分46~65
3	能力重度受损（重度失能）	总分30~45
4	能力完全丧失（完全失能）	总分0~29

注：1.处于昏迷状态者直接评定为能力完全丧失。
2.确诊为痴呆或其他精神和行为障碍疾病（F04~F99），在原有能力级别提高一个等级。
3.近30天发生过2次及以上照护风险事件（如跌倒、噎食、自杀、自伤、走失等）在原有能力级别提高一个等级。

二、评估目的

提供老年人养老护理服务的主要内容和要求，提供入院、住院、出院服务及照护分级的依据；提供老年人生活照护和养老服务定性、定量服务依据；提供老年人在照护服务中意外风险概率，采取防范措施的依据。

任务一 老年人自理能力评估

▶▶ 学习目标

知识目标：掌握老年人自理能力评估的内容和标准。
能力目标：能使用老年人自理能力评估表对老年人进行自理能力评估。
素质目标：培养学生尊老、爱老、敬老以及勇于服务的护理精神。

任务导入

刘奶奶，86岁。两年前因脑卒中导致右侧轻度偏瘫，运动功能减弱，左侧功能正常，日常生活尚能自理。近日老年人在女儿的陪同下来到老年公寓，表达了入住的愿望。照护人员依照工作流程首先对刘奶奶进行自理能力评估。

任务分析

自理能力的评估是老年人能力评估的4个一级指标之一，包括8个二级指标，该能力受年龄、感官功能、运动功能、疾病因素、情绪等的影响。如果老年人的自理能力受到限制，可能需要他人的帮助或专业护理，以确保他们能够满足日常生活的需求。

知识拓展

一、自理能力

老年人自理能力指在日常生活中能基本自理和独立活动的能力，即完成进食、洗澡、修饰、穿脱上衣、穿脱裤子或袜子、大便控制、小便控制、如厕等日常活动的能力。

二、评估工具

老年人自理能力指标和评分，见表3-3。

表3-3　老年人自理能力指标和评分表

自理能力指标	指标说明	评分及说明
1.进食	使用适当的器具将食物送入口中并咽下	4分：独立使用器具将食物送进口中并咽下，没有呛咳 3分：在他人指导或提示下完成，或独立使用辅具，没有呛咳 2分：进食中需要少量接触式协助，偶尔（每个月一次及以上）呛咳 1分：在进食中需要大量接触式协助，经常（每周一次及以上）呛咳 0分：完全依赖他人协助进食，或吞咽困难，或留置营养管
2.修饰	洗脸、刷牙、梳头、刮脸、剪指（趾）甲等	4分：独立完成，不需要协助 3分：在他人指导或提示下完成 2分：需要他人协助，但以自身完成为主 1分：主要依靠他人协助，自身能给予配合 0分：完全依赖他人协助，且不能给予配合
3.洗澡	清洗和擦干身体	4分：独立完成，不需要协助 3分：在他人指导或提示下完成 2分：需要他人协助，但以自身完成为主 1分：主要依靠他人协助，自身能给予配合 0分：完全依赖他人协助，且不能给予配合
4.穿/脱上衣	穿/脱上身衣服、系扣、拉拉链等	4分：独立完成，不需要他人协助 3分：在他人指导或提示下完成 2分：需要他人协助，但以自身完成为主 1分：主要依靠他人协助，自身能给予配合 0分：完全依赖他人协助，且不能给予配合

续表

自理能力指标	指标说明	评分及说明
5. 穿 / 脱裤子和鞋袜	穿 / 脱裤子、鞋袜等	4分：独立完成，不需要他人协助 3分：在他人指导或提示下完成 2分：需要他人协助，但以自身完成为主 1分：主要依靠他人协助，自身能给予配合 0分：完全依赖他人协助，且不能给予配合
6. 小便控制	控制和排出尿液的能力	4分：可自行控制排尿，排尿次数、排尿控制均正常 3分：白天可自行控制排尿次数，夜间出现排尿次数增多、排尿控制较差，或自行使用尿布、尿垫等辅助用物 2分：白天大部分时间可自行控制排尿，偶尔出现（每天＜1次，但每周＞1次）尿失禁，夜间控制排尿较差，或他人少量协助使用尿布、尿垫等辅助用物 1分：白天大部分时间不能控制排尿（每天≥1次，但尚非完全失控），夜间出现尿失禁，或他人大量协助使用尿布、尿垫等辅助用物 0分：小便失禁，完全不能控制排尿或留置导尿管
7. 大便控制	控制和排出粪便的能力	4分：可正常自行控制大便排出 3分：有时出现（每周＜1次）便秘或大便失禁，或自行使用开塞露、尿垫等辅助用物 2分：经常出现（每天＜1次，但每周＞1次）便秘或大便失禁，或他人少量协助使用开塞露、尿垫等辅助用物 1分：大部分时间均出现（每天≥1次）便秘或大便失禁，但尚非完全失控，或他人大量协助使用开塞露、尿垫等辅助用物 0分：严重便秘或者完全大便失禁，需要依赖他人协助排便 或清洁皮肤
8. 如厕	上厕所排泄大小便，并清洁身体[①]	4分：独立完成，不需要他人协助 3分：在他人指导或提示下完成 2分：需要他人协助，但以自身完成为主 1分：主要依靠他人协助，自身能给予配合 0分：完全依赖他人协助，且不能给予配合

注：①评估中强调排泄前解开裤子、完成排泄后清洁身体、穿上裤子。

三、评估注意事项

1.仔细检查评估所需辅助工具及场所环境，确保评估安全进行。

2.评估人员必须向老年人及其家属或照顾者等陪同人员明确解释此次评估的目的。

3.在保证老年人安全的前提下，让老年人自主完成评估项目。

4.在进行评估时，如果老年人有佩戴眼镜、助听器等，不能除去这些生活辅助用具进行评估，应保持平常生活情形。

任务实施

1.沟通　主动接待老年人及家属，说明评估的目的、流程所需时间及注意事项。取得老年人及家属的配合。

2.环境及用物准备　对评估环境及评估设备进行评估，准备好能力评估表、记录纸、笔。

3.实施

（1）填写老年人能力评估基本信息：包括评估标号、评估日期、评估原因、姓名、性别、身份证、婚姻、居住情况、医疗支付方式、经济来源、疾病诊断、近30天内的意外事件、联系人等。

（2）评估自理能力：通过询问老年人或老年人的主要照护者以及观察老年人的实际表现，评估老年人的进食、洗澡、修饰、穿脱上衣、穿脱裤子和鞋袜、大便控制、小便控制、如厕能力。

（3）填写老年人能力评估自理能力评分量表。

任务评价

1.什么是老年人自理能力？

2.老年人自理能力包含几项指标？分别是什么？

任务二　老年人基础运动能力评估

▶▶学习目标

知识目标：掌握老年人基础运动能力评估的内容和标准。

能力目标：能使用老年人基础运动能力评估表对老年人进行基础运动能力评估。

素质目标：培养学生尊老、爱老、敬老以及勇于服务的护理精神。

任务导入

张爷爷，76岁。因身体衰弱导致运动能力受损。为改善老年人的生活质量，同时也为确定老年人的照护内容，择期对张爷爷进行基础运动能力评估。

任务分析

基础运动能力评估是老年人能力评估的4个一级指标之一，其包括4个二级指标，分别是床上体位转移、床椅转移、平地行走、上下楼梯。如果老年人自理能力受到限制，可能需要他人的帮助或专业护理，以确保他们能够满足日常生活的需求。

 知识拓展

一、老年人自理能力的定义

老年人基础运动能力是指适用于老年人的一组基本运动技能和身体素质。由于老年人的身体状况和生理功能可能会有一定的下降，因此老年人基础运动能力的培养和维持对于保持身体健康和功能独立性至关重要。

二、评估工具

老年人基础运动能力评估，见表3-4。

表3-4 老年人基础运动能力指标和评分表

基础运动能力指标	指标说明	评分及说明
1.床上体位转移	卧床翻身及坐起躺下	4分：独立完成，不需要他人协助 3分：在他人指导或提示下完成 2分：需要他人协助，但以自身完成为主 1分：主要依靠他人协助，自身能给予配合 0分：完全依赖他人协助，且不能给予配合
2.床椅转移	从坐位到站位，再从站位到坐位的转换过程	4分：独立完成，不需要他人协助 3分：在他人指导或提示下完成 2分：需要他人协助，但以自身完成为主 1分：主要依靠他人协助，自身能给予配合 0分：完全依赖他人协助，且不能给予配合

续表

基础运动能力指标	指标说明	评分及说明
3.平地行走	双脚交互的方式在地面行动，总是一只脚在前①	4分：独立平地步行50m左右，不需要协助，无摔倒风险 3分：能平地步行50m左右，存在摔倒风险，需要他人监护或指导，或使用拐杖、助行器等辅助工具 2分：在步行时需要他人少量扶持协助 1分：在步行时需要他人大量扶持协助 0分：完全不能步行
4.上下楼梯	双脚交替完成楼梯台阶连续的上下移动	3分：可独立上下楼梯（连续上下10~15个台阶），不需要协助 2分：在他人指导或提示下完成 1分：需要他人协助，但以自身完成为主 0分：主要依靠他人协助，自身能给予配合；或者完全依赖他人协助，且不能给予配合

注：①包括他人辅助和使用辅助工具的步行。

三、评估注意事项

1.在进行基础运动能力评估之前，了解老年人的整体健康状况，包括有无相关禁忌证，做好风险评估和应急预案。

2.在评估过程中，密切观察老年人的反应和症状。如出现不适应立即停止评估并寻求医疗帮助。

3.床与椅之间的距离在110cm以上。

任务实施

1.**沟通**　主动接待老年人及家属，说明评估的目的、流程所需时间及注意事项。取得老年人及家属的配合。

2.**环境及用物准备**　对评估环境及评估设备进行评估，准备好能力评估表、记录纸、笔。

3.**实施**

（1）填写老年人基本信息：认真询问老年人基本信息，把信息准确填入相关表格中。

（2）评估基础运动能力：通过观察老年人的实际表现，评估老年人床上体位转移、床椅转移、平地行走、上下楼梯的能力。

（3）填写老年人基础运动能力评分量表。

任务评价

1. 什么是老年人基础运动能力？

2. 老年人基础运动能力包含几项指标？分别是什么？

任务三 老年人精神状态评估

▶▶ 学习目标

知识目标：能正确老年人精神状态评估内容和标准。

能力目标：具有对老年人进行精神状态评估的能力。

素质目标：培养学生尊老、爱老、敬老以及勇于服务的护理精神。

任务导入

王爷爷，82岁，退休工人。身高178cm，体重70kg。近期记忆力逐渐下降，做事经常重复，有明确的物品置放障碍，执行、推理、判断功能障碍，视空间功能轻度异常，近3个月来胡言乱语，行为怪异，夜间不睡，总怀疑别人偷他的东西，既往有高血压病史，照护人员按照医生的医嘱帮其服药，则怀疑照护人员在害他，对照护人员拳打脚踢。为了更好地照顾老年人，照护人员需对老年人进行精神状态评估。

任务分析

老年人精神状态评估是老年人能力评估的重要组成部分。是老年人能力评估的4个一级指标之一，其包括9个二级指标，分别是时间定向、空间定向、人物定向、记忆、理解能力、表达能力、攻击行为、抑郁症状、意识水平。其目的是评估老年人个体的精神状态和心理过程，用于判断老年人是否有认知、精神或心理障碍及其严重程度，为后续制定照护计划提供依据。

知识拓展

一、基本概念

（一）时间/空间/人物/定向能力

定向力是指一个人对时间、地点、人物以及自身状态的认知能力。时间/空间定向能力是指对时间、空间的认知能力，如对年、月、日、时的定向能力，对现住址或所在地的定向能力等。人物定向能力是指对周围环境中人物的认知能力，如周围人的姓名、身份、与被检者的关系等。自我定向包括对自己姓名、性别、年龄及职业等状况的认识。

（二）记忆

记忆是人脑对经验过事物的识记、保持、再现或再认，它是进行思维、想象等高级心理活动的基础，把抽象无序转变成形象有序的过程就是记忆的关键。人类记忆与大脑海马结构、大脑内部的化学成分变化有关。记忆作为一种基本的心理过程，是和其他心理活动密切联系着的，记忆联结着人的心理活动，是人们学习、工作和生活的基本功能。

（三）理解能力

理解能力是指一个人对事物乃至对知识理解的一种记忆能力。理解有三级水平：

（1）低级水平的理解：是指知觉水平的理解，就是能辨认和识别对象，并且能对识别对象命名，知道它"是什么"。

（2）中级水平的理解：是在知觉水平理解的基础上，对事物的本质与内在联系的揭露，主要表现为能够理解概念、原理和法则的内涵，知道它是"怎么样"。

（3）高级水平的理解：属于间接理解，是指在概念理解的基础上，进一步达到系统化和具体化，重新建立或者调整认知结构，达到知识的融会贯通，并使知识得到广泛的迁移，知道它是"为什么"。

（四）表达能力

表达能力又称为表现能力或显示能力，它是指一个人把自己的思想、情感、想法和意图等，用语言、文字、图形、表情和动作等清晰明确地表达出来，并善于让他人理解、体会和掌握的能力。拥有这种能力，可以说是很有现实意义上的重要性的。在我们的社会人际交往中，良好的表达能力可以帮助我们获得很好的人缘。

（五）攻击行为

攻击行为是以伤害另一生命的身体或心理为目的的行为，即对他人的敌视、伤害或破坏行为。包括身体、心理或言语等方面的攻击性行为。评估目的是确定攻击行为发生的频率，这些行为可能对老年人本人或其他人造成伤害。

（六）抑郁症状

抑郁又称抑郁障碍，以显著而持久的心境低落为主要临床特征，是心境障碍的主要类型。临床可见心境低落与其处境不相称，情绪的消沉可以从闷闷不乐到悲痛欲绝，自卑抑郁，甚至悲观厌世，有自杀企图的行为。抑郁发作其特点为情绪低落、思维缓慢、语言动作减少和迟缓等。抑郁的核心症状包括心境或者情绪低落，兴趣缺乏以及乐趣丧失。

1.情绪低落 表现为情绪低沉、苦恼忧伤，有度日如年，生不如死之感，愁眉苦脸、唉声叹气。

2.抑郁认知 常有"三无"症状，即无望、无助和无用，同时伴有自杀念头和行为。自杀念头是老年人自己感到活着没有意义，但又想到自己的家庭离不开自己或觉得世上还有值得留恋的东西，有自杀的想法，但下不了死的决心。自杀行为是严重抑郁的一个标志，有自杀行为或杀死亲人后再自杀的举动。

（七）意识水平

1.意识 主要指大脑的觉醒程度，是机体对自身和周围环境的感知能力。

2.意识障碍 是指人对自身状态和周围环境的觉察能力出现障碍，表现为两种状态：一是以兴奋性降低为特点，表现为嗜睡、昏睡以及昏迷。二是以兴奋性增高为特点，表现为感觉错乱、躁动不安以及言语杂乱等。本文主要讲述以兴奋性降低为特点的意识障碍。根据意识障碍的严重程度不同，分为嗜睡、昏睡、昏迷、去大脑皮质状态以及谵妄状态等。

（1）嗜睡：程度最浅的一种意识障碍，表现为睡眠状态过度延长。当被试者被呼唤或被推动肢体时，可被唤醒，并能进行正确的交流或执行指令，但反应迟钝，停止刺激后又继续入睡。

（2）昏睡：被试者不能被一般的外界刺激唤醒，给予较强烈的刺激时，才有短时的意识清醒，醒后可以简短回答问题，当刺激减弱后又很快进入睡眠状态。各种反射活动存在。

（3）昏迷：按刺激反应及反射活动等可分三度：①浅昏迷：随意活动消失，对疼痛刺激可有回避和痛苦表情，各种生理反射（对光反射、角膜反射、吞咽等）存在，体温、脉搏、呼吸多无明显改变。②深昏迷：随意活动完全消失，对各种刺激均无反应，各种生理反射均消失，可伴有呼吸不规则、血压下降、全身肌肉松弛、大小便失禁等。③极度昏迷：又称脑死亡，患者表现为无自主呼吸，各种反射活动均消失，脑电图呈病理性电静息波，脑功能丧失。

（4）去大脑皮质状态：是一种特殊类型的意识障碍，由于大脑皮质受到广泛受损，功能丧失，而大脑皮质下及脑干功能仍然存在。患者有觉醒和睡眠周期。

醒时能睁开眼睛，各种生理反射如对光反射、角膜反射、吞咽反射等存在，喂之能进食，貌似清醒，但缺乏意识活动，因此有"醒状昏迷"之称。多见于各种缺血缺氧性脑病、严重颅脑外伤等。

（5）谵妄：患者表现为在意识模糊的同时，伴有明显的精神兴奋，如躁动不安、抗拒叫喊等，有丰富的幻觉和错觉。多见于感染中毒性脑病、颅脑外伤等。患者痊愈后可部分回忆，或完全不能回忆。

二、评估工具

老年人精神状态评估采用量表评估方法，见表3-5。

表3-5 精神状态指标和评分

精神状态指标	指标说明	评分及说明
1.时间定向	知道并确认时间的能力	4分：时间观念（年、月）清楚，日期（或星期几）可相差一天
		3分：时间观念有些下降，年、月、日（或星期几）不能全部分清楚（相差两天或以上）
		2分：时间观念较差，年、月、日不清楚，可知上半年或下半年或季节
		1分：时间观念很差，年、月、日不清楚，可知上午、下午或白天、夜间
		0分：无时间观念
2.空间定向	知道并确认空间的能力	4分：能在日常生活范围内单独外出，如在日常居住小区内独自外出购物等
		3分：不能单独外出，但能准确知道自己日常生活所在地的地址信息
		2分：不能单独外出，但知道较多有关自己日常生活的地址信息
		1分：不能单独外出，但知道较少自己居住或生活所在地的地址信息
		0分：不能单独外出，无空间观念
3.人物定向	知道并确认人物的能力	4分：认识长期共同一起生活的人，能称呼并知道关系
		3分：能认识大部分共同生活居住的人，能称呼或知道关系
		2分：能认识部分日常同住的亲人或照护者等，能称呼或知道关系等
		1分：只认识自己或极少数日常同住的亲人或照护者等
		0分：不认识任何人（包括自己）

续表

精神状态指标	指标说明	评分及说明
4.记忆	短时、近期和远期记忆能力	4分：总是能保持与社会、年龄所适应的记忆能力，能完整的回忆
		3分：出现轻度的记忆紊乱或回忆不能（不能回忆即时信息，3个词语经过5分钟后仅能回忆0~1个）
		2分：出现中度的记忆紊乱或回忆不能（不能回忆近期记忆，不记得上一顿饭吃了什么）
		1分：出现重度的记忆紊乱或回忆不能（不能回忆远期记忆，不记得自己的老朋友）
		0分：记忆完全紊乱或者完全不能对既往事物进行正确的回忆
5.理解能力	理解语言信息和非语言信息的能力（可借助平时使用助听设备等），即理解别人的话	4分：能正常理解他人的话
		3分：能理解他人的话，但需要增加时间
		2分：理解有困难，需频繁重复或简化口头表达
		1分：理解有严重困难，需要大量他人帮助
		0分：完全不能理解他人的话
6.表达能力	表达信息能力，包括口头的和非口头的，即表达自己的想法	4分：能正常表达自己的想法
		3分：能表达自己的需要，但需要增加时间
		2分：表达需要有困难，需频繁重复或简化口头表达
		1分：表达有严重困难，需要大量他人帮助
		0分：完全不能表达需要
7.攻击行为	身体攻击行为（如打/踢/推/咬/抓/摔东西）和语言攻击行为（如骂人、语言威胁、尖叫）[①]	1分：未出现
		0分：近一个月内出现过攻击行为
8.抑郁症状	存在情绪低落、兴趣减退、活力减退等症状，甚至出现妄想、幻觉、自杀念头或自杀行为[②]	1分：未出现
		0分：近一个月内出现过负性情绪
9.意识水平	机体对自身和周围环境的刺激做出应答反应的能力程度，包括清醒和持续的觉醒状态[③]	2分：神志清醒，对周围环境能做出正确反应
		1分：嗜睡，表现为睡眠状态过度延长。当呼唤或推动老年人的肢体时可唤醒，并能进行正确的交谈或执行指令，停止刺激后又继续入睡；意识模糊，注意力涣散，对外界刺激不能清晰的认识，空间和时间定向障碍，理解力迟钝，记忆力模糊和不连贯
		0分：昏睡，一般的外界刺激不能使其觉醒，给予较强烈的刺激时可有短时的意识清醒，醒后可简短回答提问，当刺激减弱后又很快进入睡眠状态；或者昏迷，意识丧失，随意运动丧失，对一般刺激全无反应

注：①长期的行为状态。②长期的负性情绪。③处于昏迷状态者，直接评定为重度失能。

三、注意事项

1.评估前应与评估对象充分交谈，强调评估的目的。

2.评估时按表格逐项询问，或可根据家属、护理人员等知情人的观察确定。

3.如果无从了解，或从未做过的项目，另外记录。

4.评估应以最近1个月的表现为准。

任务实施

1.**沟通**　主动接待老年人及家属，说明评估的目的、流程所需时间及注意事项。取得老年人及家属的配合。

2.**环境及用物准备**　对评估环境及评估设备进行评估，准备好能力评估表、记录纸、笔。

3.**实施**

（1）填写老年人能力评估基本信息：包括评估标号、评估日期、评估原因、姓名、性别、身份证、婚姻、居住情况、医疗支付方式、经济来源、疾病诊断、近30天内的意外事件、联系人等。

（2）依据表3-5评估老年人的精神状态：通过询问老年人或老年人的主要照护者以及观察老年人的实际表现，对老年人的时间定向、空间定向、人物定向、记忆、理解能力、表达能力、攻击行为、抑郁症状、意识水平逐项进行评估。

（3）填写老年人能力评估精神状态评分量表。

任务评价

1.老年人精神状态评估包含几项指标？分别是什么？

2.老年人精神状态评估的注意事项是什么？

任务四　老年人感知觉与社会参与能力评估

▶▶学习目标

知识目标：能正确叙述老年人感知觉与社会参与能力评估的内容和注意事项；熟悉相关评估量表的使用。

能力目标：能正确对老年人进行感知觉与社会参与能力的评估。

素质目标：具有同理心，以及严谨的工作态度和爱岗敬业的责任意识。

任务导入

王爷爷，78岁，离退休干部。神志清楚，生活自理，爱好画画，读书看报。平时经常读书看报，读书看报时需佩戴老花镜，能与他人正常沟通和交流，近日家人发现王爷爷听力不如从前了，看报的时间也减少了，不愿与人沟通，家人对此请教专业人员，专业人员对王爷爷进行感知觉与社会参与能力评估。

任务分析

感知觉与社会参与能力评估，是老年人能力评估的重要组成部分。是老年人能力评估的4个一级指标之一，其包括5个二级指标，分别是视力、听力、执行日常事务、使用交通工具外出、社会交往能力。

 知识拓展

一、基本概念

（一）视力

视力是视网膜分辨影像的能力。老年人视力评估是指在光线充足的环境下，老年人能感受存在的光线并感受物体的大小、形状的能力。要在老年人的最好矫正视力下进行评估。

（二）听力

听力是听觉器官接收信息的一种能力，老年人听力评估主要指老年人能辨别（可借助平时使用助听设备）声音的方位、音调、音量和音质的有关能力。听力障碍分两类：传导性耳聋和感音神经性聋。传导性耳聋是指外耳道至中耳受损导致的听力下降。感音神经性聋是指内耳或听神经至听觉中枢的神经传导路径受损，从而导致听力减退或消失。

（三）执行日常事务

老年人执行日常事务能力是指老年人计划、安排并完成日常事务的能力，包括但不限于洗衣服、小金额购物、服药管理。

（四）社会交往能力

社会交往能力是指能觉察他人的情绪状态，善于同他人交际的能力，主要包括社会适应能力、记忆能力、理解能力以及表达能力等。

二、评估工具

老年人感知觉与社会参与能力评估采用量表评估方法，见表3-6。

表3-6　感知觉与社会参与指标和评分

感知觉与社会参与指标	指标说明	评分及说明
1.视力	感受存在的光线并感受物体的大小、形状的能力。在个体的最好矫正视力下进行评估	2分：视力正常 1分：能看清楚大字体，但看不清书报上的标准字体；视力有限，看不清报纸大标题，但能辨认物体 0分：只能看到光、颜色和形状；完全失明
2.听力	能辨别声音的方位、音调、音量和音质的有关能力（可借助平时使用的助听设备等）	2分：听力正常 1分：在轻声说话或说话距离超过2m时听不清；正常交流有些困难，需在安静的环境或大声说话才能听到 0分：讲话者大声说话或说话很慢才能部分听见；完全失聪
3.执行日常事务	计划、安排并完成日常事务，包括但不限于洗衣服、小金额购物、服药管理	4分：能完全独立计划、安排和完成日常事务，无须协助 3分：在计划、安排和完成日常事务时需要他人监护或指导 2分：在计划、安排和完成日常事务时需要少量协助 1分：在计划、安排和完成日常事务时需要大量协助 0分：完全依赖他人进行日常事务
4.使用交通工具外出	无	3分：能自己骑车或搭乘公共交通工具外出 2分：能自己搭乘出租车，但不会搭乘其他公共交通工具外出 1分：当有人协助或陪伴，可搭乘公共交通工具外出 0分：只能在他人协助下搭乘出租车或私家车外出；完全不能出门或者外出完全需要协助
5.社会交往能力	无	4分：参与社会，在社会环境有一定的适应能力，待人接物恰当 3分：能适应单纯环境，主动接触他人，初见面时很难让人发现智力问题，不能理解隐喻语 2分：脱离社会，可被动接触，不会主动接待他人，谈话中很多不适词句，容易上当受骗 1分：勉强可与他人接触，谈吐内容不清楚，表情不恰当 0分：不能与人交往

三、评估注意事项

1.如果老年人平时戴老花镜或近视镜、佩戴助听器，那么在评估视力、听力时，也要佩戴眼镜、助听器。

2.评估环境应安静、无噪声干扰。

3.表达方式不局限于语言表达，语言功能障碍的老年人可用书写、手语以及肢体语言的形式来表达。

4.若老年人文化程度较低或是文盲，如果能读出部分文字、数字等，其评估结果亦视为"有效"。

5.与老年人沟通时需要语速缓慢、吐字清晰、声音响亮、适当运用肢体语言等，增强与老年人之间的沟通效果。

任务实施

1.沟通　主动接待老年人及家属，说明评估的目的、流程所需时间及注意事项。取得老年人及家属的配合。

2.环境及用物准备　对评估环境及评估设备进行评估，准备好能力评估表、记录纸、笔。

3.实施

（1）填写老年人能力评估基本信息：包括评估标号、评估日期、评估原因、姓名、性别、身份证、婚姻、居住情况、医疗支付方式、经济来源、疾病诊断、近30天内的意外事件、联系人等。

（2）依据表3-6评估老年人的感知觉与社会参与能力：通过询问老年人或老年人的主要照护者以及观察老年人的实际表现，对老年人的视力、听力、执行日常事务、使用交通工具外出、社会交往能力进行评估。

（3）填写老年人能力评估感知觉与社会参与能力评分量表。

任务评价

老年人能力评估任务评价，见表3-7。

表3-7　老年人能力评估操作流程及质量控制标准

项目	评分标准	得分	评分要求	扣分
素质要求（3分）	1.报告姓名、操作项目，语言流畅，仪表大方，轻盈矫健	1	紧张、不自然，语言不流畅	1
	2.衣帽整洁，着装符合要求	2	衣、帽、鞋不整洁	2

续表

项目	评分标准	得分	评分要求	扣分
评估、计划质量标准（12分）	1.主动接待老年人及家属，体现尊老、爱老、有责任心	3	沟通不畅、不积极主动	2
	2.向老年人讲解评估的目的、流程和注意事项，以取得老年人的配合	3	每缺一项	1
	3.评估环境：环境整洁、光线充足，冬季调节室温至24~26℃	1	未评估	1
	4.检查评估设施、用品齐全，符合要求，备好老年人能力评估量表、记录纸、笔	5	未检查 物品每少一项扣1分	3 1
实施质量标准（85分）	1.填写老年人基本信息	4	填写不完整，缺少一项扣一分，直至扣完	1
	2.询问老年人本人或老年人主要照顾者，对老年人的进食、洗澡、修饰、穿脱上衣、穿脱裤子和鞋袜、大便控制、小便控制、如厕能力进行评估	8	每缺少一项	1
	3.现场评估老年人床上体位转移、床椅转移、平地行走、上下台阶能力	16	评估方法每一项不正确扣4分	4
	4.评估老年人的精神状态	36	评估方法每一项不正确扣4分	4
	5.评估老年人的感知觉与社会参与能力	10	评估方法每一项不正确扣2分	2
	6.整理物品归位	2	每遗漏一项扣1分	1
	7.照护人员洗净双手	1	未洗手	1
	8.记录 （1）能力评估表逐项填写完整 （2）能力报告准确完整	5	填写项目每缺一项扣1分 能力级别评定不正确	1 5
	9.告知老年人或家属评估结果	2	未告知	2
	10.询问有无其他需求	1	未询问	1

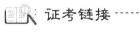

证考链接

老年人能力评估

项目四　老年人安全用药

老年人由于各器官功能及身体内环境稳定性随年龄增长而衰退，以至于患多种疾病，因而也就会多药合用。老年人记忆力减退，学习新事物的能力下降，对药物的治疗目的、服药时间、服药方法常不能正确理解。因此，老年人用药安全管理更应受到特别的重视。

任务一　老年人用药护理

>> **学习目标**

知识目标：能正确叙述老年人药代学和药效学的特点；老年人用药的原则；老年人用药的主要不良反应。

能力目标：具有正确对老年人进行安全用药指导的能力。

素质目标：培养学生专业服务的感召能力，爱伤意识以及严谨的工作态度。

任务导入

张奶奶，75岁。由于子女没有能力照顾，故入住养老院。5年前无明显诱因出现烦渴、多饮、多尿，伴消瘦，体重下降不详，曾在当地查血糖升高，具体不详，诊断为"糖尿病"，一直以来都在接受"二甲双胍"等药物治疗，空腹血糖控制在7mmol/L左右。近日由于张奶奶不按医嘱服药，空腹血糖波动在12.0~14.4mmol/L。作为照护张奶奶的照护人员，应如何对其进行安全用药指导？

任务分析

老年人记忆力减退，学习新鲜事物的能力下降，对药物的治疗目的、服药时间、服药方法不能正确理解，影响了用药安全和药物治疗的效果。因此，指导老年人正确、合理用药是照护人员的一项重要服务。

知识拓展

一、老年人药物代谢特点

药物代谢动力学（pharmacokinetics）简称药动学，是研究人机体对药物处置的科学。老年人由于生理和心理等多方面的功能均处于衰退的状态，特别是肝肾功能的减退，药物在体内的吸收、分布、代谢和排泄等过程中发生明显的变化，不同于青壮年。

（一）药物吸收

药物吸收（absorption）是指药物从给药部位转运至血液的过程。口服给药是最常用、最方便的给药途径。对老年人来说，大多数药物通过被动扩散过程吸收，但也有部分药物通过主动转运过程吸收。由于老年人胃肠道功能发生变化，从而影响了药物的吸收。影响老年人胃肠道药物吸收的因素有以下几点：

1.老年人肠胃液酸度比较低　会对一些弱碱、弱酸性药物的分解离析造成影响，从而影响临床药物的吸收。

2.胃排空速度减慢　由于老年人胃肠黏膜及肌肉萎缩，可使胃的蠕动减慢，延迟了药物到达小肠的时间。因此，胃排空速度减慢对在小肠远端吸收的药物或肠溶片有较大的影响。

3.肠肌张力增加和活动减少　老年人肠蠕动减慢，延长了其内容物在肠道内的移动时间，延长了药物与肠道表面接触时间，从而增加了药物吸收。

4.胃肠道和肝血流减少　65岁以上的老年人，其胃肠道血流量大约减少40%，因而会减少或推迟药物的吸收。肝血流量减少会使药物首过效应减弱，使药物在血液中的浓度增加。

（二）药物分布

药物分布（distribution）是指药物吸收进入体循环后向各组织器官及体液转运的过程。人进入老年后，身体组织的构成会发生变化，这将影响药物在体内的分布，进而影响到药物的疗效。影响药物在体内分布的主要因素有：机体的组成成分、药物与血浆蛋白的结合能力及药物与组织的结合能力等。

老年人机体组织组成成分的改变，使一些药物在其体内的分布也发生改变：

1.由于老年人体内脂肪增加、细胞含水率减小，从而使得脂溶性药物的分布容积相应增加，半衰期延长。如地西泮、苯巴比妥、利多卡因等，在脂肪组织中暂时蓄积，使之作用持久、加强。因此，老年人在服用这些脂溶性药物时，应适当延长给药时间间隔。

2.老年人细胞内液减少，使机体的总水量减少，一些水溶性药物如乙醇、吗啡等分布容积减小，血药浓度增大，老年人在服用这些药物时应适当减少剂量。

3.老年人由于血浆蛋白的含量减少，使在血中易与白蛋白结合的药物结合量减少，从而使其游离非结合的药物量增多，即血药浓度增大，易导致毒性反应。如磺胺类、哌替啶、苯妥英钠等，当这类药物用在老年人时要注意减少剂量，特别要注意的是老年人多同时应用几种药物，由于这些药物之间相互竞争地与血浆白蛋白结合，可能使某一种药物在血中游离性浓度增大，导致中毒，这方面应格外注意。

总之，多数老年人同时患有多种疾病，且通常为慢性病，需要长期治疗，用药种类较多。老年人在用药时，要注意改变老年人用药的剂量和给药时间间隔，特别是药效强、毒副作用剧烈的药物，需严格遵医嘱用药。

（三）药物代谢

药物代谢（metabolism）是指药物在体内发生化学变化，又称生物转化。肝脏是药物代谢的主要器官，随着年龄的增长，老年人的肝脏发生了多方面的变化，主要有：肝脏是人体主要的药物代谢器官，肝脏重量会随着年龄的增长而减轻。超过60岁的老年人，他们的肝脏重量大概占其体重的1.6%。同时年龄增长会使得肝血流量较少，超过60岁的老年人，他们的肝血流量下降比例高达45%，由于肝脏微粒体酶原本的活动延长并迟缓，因此临床药物的作用延长。现已证实，老年人使用利多卡因、普萘洛尔、保泰松等药物时，其血药浓度增加，半衰期延长。

（四）药物排泄

药物排泄（excretion）是指药物在老年人体内经吸收、分布、代谢后，最后以药物原形或其代谢物的形式通过排泄器官或分泌器官排出体外的过程。大多数的药物及其代谢产物的排泄器官在肾脏。影响老年人药物排泄的主要因素：①肾血流量减少；②肾小球滤过率降低；③肾小管的主动分泌功能和重吸收功能降低。这些因素均可使主要由肾以原形排泄的药物发生蓄积，表现为药物的半衰期延长，清除率降低。

二、老年人安全用药基本原则

老年人作为特殊的患者群体，从药物代谢动力学角度合理用药是非常有必要的，老年人甚至更应提倡合理用药，其包含三个基本要素：安全、有效和经济。1985年WHO在肯尼亚首都内罗毕召开了合理用药专家会议，并将合理用药定义为"合理用药要求患者接受的药物适合其临床的需要，药物剂量应符合患者的个体化要求，疗程适当，药物对患者及其社区最为低廉。"老年人的用药需特别注意以下原则：

（一）受益原则

老年人由于其特殊的生理结构和功能的改变，生理性功能衰退使其感受性降低，另外由于其往往患有多种疾病，老年人还容易出现一些特有的合并症，如表情淡漠、痴呆、昏迷等精神症状，一些老年人如果合并视力及听力障碍等，使医生的问诊面临更大难度。因此医生必须首先严格区别是生理性的改变所引起的症状，还是病理性的改变所致的疾病症状，明确诊断，权衡用药治疗的利与弊，要求用药的受益/风险比值＞1，只有治疗好处＞风险的情况下才可以用药，有适应证而用药的受益/风险比值＜1者，最好不使用此药，同时要选择疗效确切而毒副作用小的药物。

（二）五种药物原则

老年人生病概率较高，相应的药物治疗种类较多，同时服用4~6种药物的老年人占1/4左右，作用类型相同或副作用相似的药物合用，老年人更容易发生不良反应，因此需要限制用药品种，最好5种以下，并尽可能较小用药剂量，治疗时按先重、急、后轻、缓的原则选药。

三、老年人常见药物不良反应

药物不良反应是指在正常用量情况下，由于药物或药物相互作用而发生意外、与防治目的无关的不利或有害反应，包括药物副作用、毒性作用、变态反应、继发反应和特异性遗传素质等。

（一）精神症状

老年人脑血流量减少，脑内酶活性减弱，或因年龄增长影响了一些受体数量与结合力，或因神经介质受体的改变，因此药物在小剂量可起治疗作用，常规剂量即可引起较强的药理反应，中枢神经系统对某些药物的敏感性增高，易引起精神错乱、抑郁、痴呆、烦躁、失眠症等。如中枢抗胆碱药苯海索，可导致神经错乱；洋地黄、降压药（如利血平）、苯二氮䓬类、吲哚美辛等可引起老年抑郁症；患有痴呆症的老年人使用中枢抗胆碱药、左旋多巴或金刚烷胺等，可引起大脑兴奋，加重痴呆症状。

（二）直立性低血压

直立性低血压，老年人血管运动中枢的调节功能下降，压力感受器发生功能障碍，即便没有药物的影响，也会因体位的突然改变而产生头晕。因此，老年人在使用降压药、利尿药、三环抗抑郁药、血管扩张药时，尤其要注意防止直位性低血压的发生。因老年人易发生不良反应，所以70岁以上老年人选择降压药时，首先要考虑其不良反应，如美卡拉明、哌唑嗪的降压作用虽强大，但易引起直位性低血压、头晕、眩晕及晕厥，故老年人应避免使用。

（三）耳毒性

老年人的内耳毛细胞减少，听力有所下降，比年轻人更易受药物的影响，产生前庭症状和听力下降。前庭损害的主要症状有眩晕、头痛、恶心和共济失调；耳蜗损害的症状有耳鸣、耳聋。氨基糖苷类抗生素均可有不同程度的耳毒性作用，其毒性作用有的主要损害耳蜗，有的则主要损害前庭。这些药物包括硫酸链霉素、双氢链霉素、庆大霉素、卡那霉素、新霉素等。

（四）尿潴留

老年人在使用三环抗抑郁药和抗帕金森病药时，由于这些药物有副交感神经阻滞作用，可引起尿潴留，而伴有前列腺增生及膀胱颈纤维病变的老年人更易发生，所以在使用三环抗抑郁药时，应从小剂量分次服用开始，以后逐渐加量。这类药物禁止与单胺酶抑制剂合用，应该慎用。老年患者伴有前列腺肥大者在使用利尿药后易出现急性尿潴留，因此，老年患者使用利尿药最好选择中效、弱效利尿药，如氢氯噻嗪、氨苯蝶啶等。

（五）肝、肾功能损害

老年人体内水分减少，肝、肾功能减退，很容易因血药浓度过高而发生毒性反应，其中以肝、肾功能的损害较为常见。肾毒性大的药物，如氨基糖苷类、万古霉素等尤应慎用。老年人由于易感病原菌种类的不同，常应用高效、广谱抗生素，疗程较长时应注意检测肝、肾及造血功能，并注意防止二重感染。

四、老年人安全用药指导

（一）提高老年人服药依从性

服药依从性是指患者遵从医嘱用药的程度，患者的服药行为与医嘱是一致的就是依从性良好；不按照医嘱按时按量服药，或不经医生同意私自换药、停药、拒服药等现象就是不依从。老年患者是一类特殊的用药人群，他们的视力不济、理解能力差、健忘，更容易漏服药物、过量服药、服错药；他们的生理功能减退，对药物的代谢能力降低，容易出现毒副反应；他们通常同时患有多种慢性病，伴随多种并发症，合并用药品种多，易发生药物相互作用。老年人的用药依从性，据统计是下降的。特别是当老年人身患多种疾病时，用药多且用法复杂，担心药物副作用，家庭社会支持不够等原因，使得老年人的服药依从性差。提高其服药依从性的护理措施如下：

1.简化服药方案　除急症或器质性病变外，一般尽量少用药物，合用的药物以不超过3~4种为宜，患者的用药方案应力求简单易懂，减少服药次数，统一服药时间，使用老年患者容易理解、记忆的药物，提倡用不良反应少、价廉、长效的药剂。

2.合理使用用药工具和方法 老年患者的记忆力、听力、视力明显衰退，日常生活能力下降，认知能力不足，这些因素极易造成老年患者忘记服药或者重复服药。为了弥补这些因素造成的影响，可以使用用药工具。

（1）便携式一周药盒：便携式一周药盒的每个格子和一周7天中的一天对应。通过查看药盒的对应格子，患者或者看护人就可以判断是否已经服药。

（2）智能药盒：智能药盒除了具有普通药盒的作用，可以区分一周7天，每天早、中、晚、睡前之外，当用药时间到了，药盒外面的LED绿色指示灯就会开始闪烁，同时发出警报声，声光效果俱全。

（3）智能药瓶：智能药瓶带有计算机辅助计算功能，瓶子在该药应服用时发出提示音或闪烁光，还可记录每天盖子打开次数和离上次打开的时间。药瓶上的传感器可以判断患者是否服用了1片药或者1ml液体药物。

（4）用药提醒手机App：目前已有很多具有提醒功能的手机App，通过在手机上设定，即可通过手机进行定时提醒。提醒方式除了闹钟之外还有短信、电话等，不仅可以提示患者，还可以提醒看护人或者亲友。

3.阿尔兹海默病或者其他精神异常的老年人 护理人员要协助和督促患者服药，并确定其是否将药物服下。患者若在家中，应要求家属配合做好协助监督工作，可通过电话追踪，确定患者的服药情况。

4.视力障碍的老年人 可以使用光学助视器（如眼镜式助视器、望远镜、放大镜等）和非光学助视器（如照明灯、阅读裂口器、大字印刷品等）。另外，也可以通过做手术来提高视力，如老年性白内障患者在做了现代显微囊外白内障摘除术并同时植入人工晶状体，视力可马上提高，也因此提高了老年人的自我管理能力和用药安全性。

5.吞咽障碍与神志不清的老年人 一般通过鼻饲管给药。对于神志清楚但有吞咽障碍的患者，可将药物加工制作成糊状药物后再给予。

6.使用外用药物老年人 护理人员应详细说明，在盒子外面贴上红色标签，并告知患者及家属，外用药不可口服。

7.对老年人实施健康教育 通过派发宣传手册、开展个体化咨询、用药知识讲座等活动，加强老年人用药的健康教育，重点强调正确服药的重要性，告知老年人其常见的服药误区，可能出现的不良反应等。

8.鼓励老年人多参加治疗方案与护理计划的制定 请老年人谈对疾病的看法以及感受，让其知道每种药物在整个治疗方案中的轻重关系，与老年人建立合作性关系。

（二）加强药物治疗的健康指导

1.加强老年人用药的解释工作 护理人员要以老年人能接受的方式，向其解释药物的种类、名称、用药方式、药物剂量、药物作用、不良反应和期限等，口头及书面指示增加、减少或变换的药物，反复确认其是否正确理解。

2.鼓励老年人首选非药物治疗措施　指导老年患者如果可以以其他方式缓解症状的，暂时不要用药，如失眠、便秘或疼痛等，可以首先采用非药物性的措施解决问题，这样药物中毒的危险性就可以降到最低。

3.指导老年人正确服用保健品　老年患者不要随意服用滋补药、保健药等，对于体弱多病的老年患者，要在医生的指导下，辨证施治。

4.加强家属的安全用药知识教育　对老年人进行健康指导的同时，还要注意对其家属进行有关安全用药知识的教育，使他们学会正确协助和督促老年人的用药，防止发生用药不当造成的意外。如一些老年人担心药物支付费用较高，为了减轻子女的负担，经常会擅自降低药物剂量，减少服药次数，用价格较低的药物代替原有药物，甚至停止使用药物，家属面对这种情况应给予其足够的社会支持，指引其正确认知并按时服药。

（三）密切观察和预防药物不良反应

老年人个体差异大，病情变化快，且各种特殊情况增加了老年人疾病病种的复杂性，老年患者自身的敏感性也相应变差。因此，护理人员需要密切观察和预防药物的不良反应，提高老年患者的用药安全。

1.密切观察药物副作用　要注意观察老年人用药后可能出现的不良反应，及时处理。如对于使用降压药的老年患者，要注意提醒其直立、起床时动作要缓慢，避免直立性低血压。

2.注意观察药物矛盾反应　老年人在用药后容易出现药物矛盾反应，即用药后出现与用药治疗效果相反的特殊不良反应。如使用硝苯地平治疗心绞痛反而加重心绞痛，甚至诱发心律失常，所以用药后要细心观察，一旦出现了不良反应宜及时停药、就诊，根据医嘱改服其他药物。

3.用药从小剂量开始　用药一般从成年人剂量的1/4开始，逐渐增大至1/3→1/2→2/3→3/4，同时要注意个体差异，治疗过程中要求连续性观察，发生不良反应要及时协助医生处理。

4.选用便于老年患者服用的药物剂型　一般情况下，老年人需要长期服药时，最好选择口服给药，必要时也可选用注射给药，同时应避免重复给药。胃肠功能不稳定的老年患者不宜服用缓释剂，因为胃肠功能的改变可影响缓释药物的吸收。

5.规定适当的服药时间和服药间隔　根据老年人的服药能力、生活习惯，给药方式尽可能简单。另外，许多食物和药物同时服用时会导致彼此的相互作用而干扰药物的吸收，在服用时一定要注意，应多咨询医生的意见。在给药时间间隔上，如果间隔过长达不到治疗效果，而频繁地给药又容易引起药物中毒。因此，对有效剂量和中毒剂量很接近的药物，如氨茶碱、地高辛等，最好进行血药浓度监测，并定时监测肝、肾功能，制定适合个体的用药时间及服药间隔。

6.其他预防药物不良反应的措施 老年人用药依从性明显减低，当其未达到预期的效果时，要仔细询问患者是否按医嘱服药。对长期服用一种药物的老年患者，要特别注意监测血药浓度。对其所用的药物要认真地记录并且注意保存。

任务评价

1.老年人药代学和药效学的特点。

2.老年人用药原则。

3.老年人用药的主要不良反应。

4.如何对老年人进行安全用药指导？

任务二　口服给药

学习目标

知识目标：能正确叙述协助老年人口服用药的原则、老年人用药后不良反应的处理；影响老年人用药的常见原因、各类口服药使用后的观察要点、常见用药后不良反应。

能力目标：实施协助用药操作熟练，能观察用药后反应并进行初步处理。

素质目标：具有慎独精神，良好的职业道德和服务意识；严格执行查对制度确保老年人安全；敏锐的观察能力和应变能力。

任务导入

王爷爷，78岁。高血压15年，最近一段时间认为自己身体没什么不舒服，经常忘记服降压药。昨天开始感觉头痛、头晕、四肢麻木、心悸、耳鸣，去医院测血压为168/106mmHg，医嘱予以卡托普利12.5mg，口服，每天2次，并叮嘱其按医嘱规律用药。根据王爷爷的情况，照护人员协助其服药。

任务分析

随着年龄的增长，老年人常常患有多种疾病，需长期或终身同时服用多种药物进行治疗。由于衰老所致的记忆力减退、思维意识障碍以及躯体活动障碍等因素的影响，老年人遵医嘱正确用药的比例较低，需要照护人员协助其正确使用药物。在此之前，照护人员需了解常用口服药剂型，掌握口服药用药原则，督促、协助老年人遵医嘱用药，并注意观察用药后的反应，确保有效安全用药。

 知识拓展

一、口服药剂型

口服药是指需经口吞服或舌下含服的药物。常用剂型分为固体剂型和液体剂型，前者包括片剂、胶囊、丸剂、散剂等，后者包括溶液、酊剂和合剂等。

二、用药原则

1.遵医嘱用药　严格遵医嘱协助老年人准确服药。如对医嘱有疑问时，应及时向医生提出，核实无误后方可用药，切不可盲目给药，也不可擅自更改医嘱。如给药错误，应及时上报，以减少或消除由于差错造成的不良后果，并观察老年人的表现和病情。

2.认真查对　照护人员在执行药疗时，务求仔细核对老年人的姓名、给药途径、剂量、浓度、时间，检查药物的质量，对超过有效期、已变质和疑有变质的药物，应立即停止使用。

3.准确用药　药物分发下来后，及时协助老年人服下，保证用药人、给药途径、剂量、浓度、时间五要素准确。给药前应向老年人解释，以取得合作，并给予相应的用药指导，提高老年人自我合理用药的能力。

4.观察和记录　观药用药后的疗效和不良反应，做好记录，及时报告。

三、用药指导

1.需吞服的药物，通常用40~60℃温开水送服，不宜用茶水服药。

2.缓释片、肠溶片、胶囊吞服时不可嚼碎；舌下含片应放于舌下或两颊黏膜与牙齿之间待其溶化。

3.对牙齿有腐蚀作用或使牙齿染色的药物，如酸类和铁剂，可以先用吸管吸服，然后漱口以保护牙齿。

4.健胃药和增进食欲的药物宜在饭前服用，以刺激味觉感受器，使胃液大量分泌，增强食欲；助消化药及对胃黏膜有刺激性的药物宜饭后服用，以便使药物和食物均匀混合，有助于消化或减少药物对胃黏膜的刺激。

5.抗生素及磺胺类药物应准时服药，以保证有效的血药浓度。

6.服用对呼吸道黏膜起安抚作用的药物，服药后不宜立即饮水，如止咳糖浆，以免冲淡药液，降低疗效。同时服用多种药物时，止咳糖浆应最后服用。

7.磺胺类药物和退热药物服后宜多饮水。磺胺药物由肾脏排出，尿少时易析出结晶堵塞肾小管，阻塞肾小管损伤肾脏功能；解热药多饮水以增加发汗，有利于增加疗效。

8.强心苷类药物服用前应先测脉率（心率）及心律，脉率低于60次／分或节律不齐时应暂停服用，并报告医生。

四、影响老年人准确服药因素

1.用药方案复杂　老年人常患多种疾病，须同时服用多种药物，服药方案复杂。而老年人普遍记忆力减退，常常出现漏服或错服药物。用药种类越多，服药次数越频繁，方法越复杂，疗程越长，用药依从性就越低。

2.药物剂型规格不适宜或包装不当　如药片过大难以吞咽；药片过小不利于抓取；药物包装标签字迹太小看不清楚；容器瓶盖及外包装难以打开等因素都会导致老年人服药困难。

3.药物不良反应　老年人在用药过程中，可出现不同程度的不良反应，常因不易耐受，引起私自减量甚至停药的行为。

4.用药指导缺乏　少数老年人文化水平低、理解能力差，看不懂或无法阅读药物使用说明书，不知如何用药，需要他人指导服药。

5.药物吞咽困难

（1）生理性原因：消化液分泌减少，特别是唾液减少；吞咽运动障碍，吞咽无力；食管蠕动功能减慢；反射迟钝，吞咽反射、收缩、蠕动不同步。

（2）病理性原因：脑血管疾病后遗症，反流性食管炎、食管狭窄、食管裂孔或肿瘤压迫等消化系统疾病。

（3）心理因素：精神过度紧张、焦虑、抑郁症；思维、精神异常；情绪过于悲伤等。

（4）其他因素：服药速度过快、种类多，服药体位不合适等。

五、老年人服药照护方法

1.对有吞咽障碍及神志不清的老年人，一般可以通过鼻饲管研碎溶解后给药。

2.对有吞咽障碍但神志清楚的老年人，先咨询医生，允许后可研碎做成糊状物后再给予。未经医生许可不可研碎、掰开或嚼碎服用。

3.对有肢体功能障碍的老年人，帮助其用健肢服药，严重者送药到口。

4.对精神疾患、痴呆老年人，需送药到口，待张嘴确认咽下后再离开。

六、老年人用药后反应观察与处理

用药前照护人员应了解老年人的病情、药物作用以及可能出现的不良反应；用药后及时询问老年人的感受，观察异常反应并及时报告医生，酌情处理。

1.各类口服药用药后观察要点

（1）心血管系统疾病药物：观察老年人心前区疼痛、心悸、胸闷等自觉症状是否缓解，发作频率是否改变；服用利尿药要记录尿量；服用降压药要注意有无头晕、乏力等不适发生。

（2）呼吸系统疾病药物：观察老年人咳嗽的频率、程度及伴随症状；观察痰液的颜色、量、气味以及有无咯血等肉眼可见的变化；注意观察体温变化，了解感染控制情况。

（3）消化系统疾病药物：观察老年人食欲，恶心、呕吐程度，腹痛、腹泻、发热症状，如严重呕吐需注意观察尿量，准确记录24小时出入量。

（4）泌尿系统疾病药物：观察老年人排尿次数、尿量、颜色以及有无浑浊，有无尿频、尿急、尿痛及血尿症状。

（5）血液系统疾病药物：观察贫血的程度，通过头晕、耳鸣、疲乏无力、活动后心悸、气短等情况判读贫血的程度；观察有无皮肤黏膜瘀点、瘀斑及消化道出血等情况。

（6）内分泌及代谢疾病药物：服用降糖药要观察老年人有无心悸、出汗、嗜睡或者昏迷等低血糖症状；服用治疗代谢疾病的药物要观察身体外形（如突眼、毛发异常、身体外形异常、情绪变化）是否逐渐恢复正常。

（7）风湿性疾病药物：观察老年人四肢及脊柱关节疼痛与肿胀程度、关节僵硬程度、活动受限程度等。

（8）神经系统疾病药物：观察老年人头痛、头晕的程度变化，是否有呕吐、神志变化、肢体抽搐等伴随症状，有无嗜睡、昏睡、昏迷等情况，观察发音困难、语音不清、语言表达不清等言语障碍程度及变化，观察肢体随意活动能力的变化。

2.常见用药后不良反应

（1）胃肠道反应：恶心、呕吐、腹痛、腹泻、便秘、食欲减退等。

（2）泌尿系统反应：血尿、排尿困难、肾功能下降等。

（3）神经系统反应：烦躁不安、头痛、头晕、乏力、失眠、抽搐、大小便失禁等。

（4）循环系统反应：心悸、眩晕、面色苍白、血压改变等。

（5）呼吸系统反应：胸闷、心悸、喉头堵塞感、呼吸困难、哮喘发作等。

（6）皮肤反应：皮疹、瘙痒、红肿等。

（7）全身反应：过敏性休克。

3.处理措施　查看药物说明书，了解不良反应及处理方法，情况严重时应做如下处理：①立即停药，马上通知医生和家属；②协助老年人平卧，头偏向一侧，保持呼吸道通畅，防止其呕吐时发生窒息；③如果出现心跳呼吸骤停，立即就地抢救，进行心肺复苏，有条件时给予吸氧；④观察病情并记录：密切观察老年人呼吸、心跳、意识、尿量，做好病情变化的动态记录，注意保暖；⑤及时送往医院。

七、口服给药注意事项

1.严格执行医嘱　照护人员要严格遵医嘱帮助老年人服药。

2.耐心解释　对拒绝服药的老年人要耐心解释，多沟通，解除其思想顾虑，督促服药，必要时亲自喂药。

3.观察　用药后观察药物疗效和不良反应，发现异常及时报告、就诊。

4.记录　老年人未服药时应及时报告并做记录。

任务实施与评价

服药协助任务实施与评价，见表4-1。

服药协助操作
视频

表4-1　服药协助操作流程及质量控制标准

项目	评分标准	得分	扣分标准	扣分
素质要求（5分）	1.报告姓名、操作项目，语言流畅，仪表大方，轻盈矫健	2	紧张、不自然，语言不流畅	1
	2.衣帽整洁，着装符合要求	3	衣、帽、鞋不整洁	3
评估、计划质量标准（20分）	1.评估环境：安静、整理，通风良好	5	未评估环境	5
	2.评估老年人：理解、配合，取舒适体位	3	未评估	3
	3.与老年人沟通交流，评估老年人的病情、意识状态、自理水平，了解有无影响服药的因素及用药需求。解释服药的目的，取得老年人的配合	5	未沟通 沟通不畅	5 2
	4.着装整洁，洗手、戴口罩	2	未洗手 未戴口罩	1 1
	5.物品准备：药物（遵医嘱）、药杯、水杯、吸管、温开水、治疗单、医嘱单、笔、纸巾、毛巾1条、洗手液、生活垃圾桶、枕头1个	5	每少或多一项用物扣1分	1

续表

项目	评分标准	得分	扣分标准	扣分
实施质量标准（75分）	1.核对医嘱，检查药品质量，携用物至老年人床旁	5	未核对 未检查	3 2
	2.核对解释：核对老年人姓名，向老年人解释（服药时间、药物、服用方法，可能出现的不良反应及应对方法等）	10	未核对 未解释	5 5
	3.体位准备：根据情况取坐位或半坐卧位 （1）坐位：坐正直、上身稍前倾，头略低，下颏微向前 （2）半坐卧位：抬高床头30°~50°，头面向照护人员或坐起，背后垫软枕	5	未取体位 体位不正确	5 3
	4.测试水温，以感觉温热、不烫手为宜	10	未测试水温	10
	5.协助服药，确认是否吞服 （1）自理老年人：协助老年人先喝一口温水，将药放入口，再喝水约100ml，将药物咽下，确认是否吞服 （2）不能自理老年人：协助老年人用吸管或汤匙给水，置药于老年人口内，再给水将药吞下，确认是否吞服	15	服药前未给水 服药后未给水 未确认是否吞服	5 5 5
	6.协助老年人擦净口周围，保持原体位30分钟	5	未擦净口周围 未保持原体位30分钟	2 3
	7.再次查对所服药物是否正确，记录	10	未再次查对药物 未记录	5 5
	8.健康宣教：指导老年人准确服药	5	未宣教 宣教不畅	5 3
	9.整理用物，洗净双手	5	未整理用物 未洗净双手	2 3
	10.观察药物疗效及不良反应，记录	5	未观察 未记录	3 2

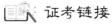 证考链接

服药协助

任务三　滴眼剂使用

》学习目标

知识目标：掌握眼部外用药的使用方法以及注意事项。

能力目标：能帮助老年人使用滴眼剂和眼药膏，动作轻柔。

素质目标：尊老敬老，以人为本；爱岗敬业，吃苦耐劳；遵章守法，自律奉献。

任务导入

赵爷爷，60岁。眼睛红、痒、痛、流眼泪12小时余，医生诊断其为结膜炎，予以左氧氟沙星滴眼液滴眼，每次1~2滴，每天3次。

任务分析

用于治疗眼部疾病的药物剂型有液体滴眼剂、眼膏和眼用凝胶，本文主要讲述滴眼剂的使用。滴眼剂使用要求如下。

1.用药时严格施行查对制度。

2.使用液体滴眼剂前应先混匀药液。

3.上药动作应轻柔，避免损伤眼睛。

4.防止交叉感染，双眼都用药时，应先健侧眼、后患侧眼；先病情较轻侧眼、后病情较重侧眼。

5.白天宜用液体滴眼剂，晚睡前宜用眼膏涂敷。

📖 知识拓展

外用给药是指用贴、涂、抹、敷等方式作用于皮肤或五官，经机体局部吸收，从而发挥药效的给药方法。常见的外用药有滴眼剂、滴耳剂、滴鼻剂、皮肤用药、腔道用药等。

使用外用药的要求如下。

1.外用药均为灭菌制剂，应置于通风、阴凉处保存。

2.操作前严格规范洗手，必要时戴医用手套。

3.遵医嘱用药，认真核对患者的姓名、药品名称、给药途径、给药剂量、给药时间、药品有效期。若药物污染或变质，严禁使用。

4.用药时，注意药剂开口处不能触及患者身体或非无菌物品。

5.用药后注意观察患者用药后的反应。

任务实施与评价

滴眼剂的使用
操作视频

滴眼剂的使用操作流程与评价标准，见表4-2。

表4-2 滴眼剂使用操作流程及质量控制标准

项目	评分标准	得分	扣分标准	扣分
素质要求（5分）	1.报告姓名、操作项目，语言流畅，仪表大方，轻盈矫健	2	紧张、不自然，语言不流畅	1
	2.衣帽整洁，着装符合要求	3	衣、帽、鞋不整洁	3
评估、计划质量标准（20分）	1.采用合理有效的方法核对老年人信息	3	未核对	3
	2.向老年人解释使用滴眼剂的目的，需要老年人注意和/或配合的内容	2	每缺一项扣1分	1
	3.评估老年人一般状况、患病情况、合作程度	2	每缺一项扣1分	1
	4.评估老年人特殊情况，如眼部有哪些不适	2	未评估	2
	5.评估环境：温湿度，光线明亮，空气清新	4	每缺一项扣1分	1
	6.洗手、戴口罩	2	未洗手 未戴口罩	1 1
	7.物品准备：洗手液，给药单，治疗盘内放眼药水或眼药膏，消毒棉球或棉签，污物桶、记录单、笔	5	每少一项用物扣1分	1
实施质量标准（75分）	1.沟通与核对 （1）携用物至床旁，核对老年人的姓名、药名、给药途径、给药时间、药品质量和有效期 （2）确定左眼、右眼还是双眼用药	15	未核对 未沟通 沟通不畅	10 5 2
	2.帮助老年人取坐位或仰卧位	5	未协助老年人取合适体位	5
	3.清洁眼部：用棉签拭净老年人眼部分泌物，嘱其头略后仰，眼向上看	5	动作粗暴	5
	4.打开瓶盖：将瓶盖口向上，放于干净纸上或器皿上	5	瓶盖污染	3
	5.悬滴药液 （1）照护人员一手（或用棉签）向下轻轻拉老年人的下眼睑并固定，另一手持滴眼剂瓶并摇匀，距眼2~3cm处，将滴眼剂滴入下睑结膜1~2滴 （2）轻提上眼睑，使药液均匀充盈于结膜囊内	15	滴入药液剂量不对 瓶口碰到眼睛 未提拉上眼睑 动作粗暴	4 4 4 3
	6.闭眼 （1）嘱老年人闭眼，并轻转眼球，用干净棉签为其拭去眼部外溢药液 （2）同时询问、观察老年人有无不适	10	动作粗暴 未询问老年人感受	5 5

续表

项目	评分标准	得分	扣分标准	扣分
实施质量标准（75分）	7.再次核对药物的名称、用法、剂量	3	未再次核对	3
	8.整理床单位	3	未整理床单位	3
	9.对老年人进行有针对性的健康教育	5	内容不恰当	3
	10.询问老年人有无其他需求	2	未询问	2
	11.照护人员洗净双手	2	未洗手	2
	12.记录使用滴眼剂的药物名称、给药部位、剂量、时间、药后反应等，发现异常及时报告	5	未记录 记录不全，每少一项扣1分	5 1

 证考链接

滴眼剂的使用

任务四　滴耳剂使用

学习目标

知识目标：掌握耳部外用药的正确使用方法和操作流程。

能力目标：能帮助老年人使用滴耳液。

素质目标：尊老敬老、以人为本、爱岗敬业。

任务导入

张爷爷，75岁，老年性耳聋患者。在养老中心居住期间出现耳部感染，伴有疼痛和渗出，遵医嘱予以氧氟沙星滴耳液滴耳，每次5~10滴，每日3次。

任务分析

滴耳剂是一种用于治疗耳部问题的药物，通常是一种液体或溶液，被滴入耳朵中，以帮助清洁、治疗或缓解耳朵的症状。老年人因为身体老化容易发生耳部疾病，照护人员需要掌握老年人使用滴耳剂的操作技术，更好地为老年人服务。

 知识拓展

一、老年性耳聋的定义

老年性耳聋是指随着年龄的增长，双耳听力对称性进行性下降，以高频听力下降为主的感音神经性聋，是听觉器官及身体其他不同组织与器官随年龄增长共同发生的缓慢进行性老化过程，并出现听力减退的生理现象。这种退化过程快慢不一，终生不停，而且年龄越大老化越快。

二、老年性耳聋的观察要点

每个老年人耳聋的进展速度是不一样的，应重点观察有无听力下降现象，老年人有无说话习惯改变，如倾向于大声说话或希望别人大声说话，经常要求交谈对象重复讲过的话。有无耳鸣、眩晕等不适。既往是否有高血压、糖尿病、甲状腺功能减退等病史。是否用过耳毒性药物，如链霉素、庆大霉素等，日常生活与睡眠是否规律，有无吸烟酗酒等特殊嗜好。

三、预防老年性耳聋发生的方法

老年性耳聋是不可逆的退行性变化，目前尚无有效的治疗方法。但环境、营养条件及老年性疾病等加速老年性耳聋的因素是可以预防的。因此注意以下几个方面：

1.为患者提供舒适的交流环境 居住环境宜舒适安静，噪声应控制在40分贝以下。多吃新鲜蔬菜水果，以保证维生素C的摄入。一些中药和食物，如葛根、黄精、核桃仁、山药、芝麻、黑豆等，对于延缓耳聋的发生也有一定作用。坚持体育锻炼，活动能够促进全身血液循环，使内耳的血液供应得到改善，锻炼项目可以根据自己的身体状况和条件选择，如散步、打太极拳，避免过度劳累和情绪紧张。

2.避免噪声环境及耳毒性药物的影响 老年人因内耳微循环功能较差，对噪声和耳毒性药物等有害因素损害的敏感性增高，故要避免噪声环境及耳毒性药物的影响。

3.积极治疗原发病 对于患有基础性慢性病的老年人，应积极治疗和预防某些老年性全身性疾病，如高血压、动脉硬化、糖尿病等。

4.按摩 教会老年人用手掌按压耳朵和用示指按压环揉耳屏，每日3~4次，以增加耳膜活动，促进局部血液循环，防止听力下降。

5.增加适度的锻炼　但避免过度劳累，遇事乐观，保持心情舒畅。

6.采用药物预防　可以用一些预防性用药，如维生素A、维生素B、维生素E类、银杏叶制剂等。

任务实施与评价

滴耳剂的使用任务实施流程及评价标准，见表4-3。

滴耳剂的使用操作视频

表4-3　滴耳剂的使用操作流程及质量控制标准

项目	评分标准	得分	扣分标准	扣分
素质要求（5分）	1.报告姓名、操作项目，语言流畅，仪表大方，轻盈矫健	2	紧张、不自然，语言不流畅	1
	2.衣帽整洁，着装符合要求	3	衣、帽、鞋不整洁	3
评估、计划质量标准（20分）	1.采用合理有效的方法核对老年人信息	3	未核对	3
	2.向老年人解释使用滴耳剂的目的，需要老年人注意和/或配合的内容	2	每缺一项扣1分	1
	3.评估老年人一般状况、患病情况、合作程度	2	每缺一项扣1分	1
	4.评估老年人特殊情况，如耳部有哪些不适	2	未评估	2
	5.评估环境：温湿度，光线明亮，空气清新	4	每缺一项扣1分	1
	6.洗手、戴口罩	2	未洗手 未戴口罩	1 1
	7.物品准备：洗手液，给药单，治疗盘内放滴耳剂，消毒棉球或棉签，污物桶、记录单、笔	5	每少或多一项用物扣1分	1
实施质量标准（75分）	1.沟通核对：核对老年人姓名、药品名称、给药途径用法、给药时间，药品质量和有效期，确认用药部位	10	未沟通 沟通不畅 未核对 每少核对一项	3 1 7 1
	2.帮助老年人取坐位或半坐卧位，头偏向一侧，患侧耳在上，健侧耳在下	10	未协助老年人取舒适体位 老年人头未偏向一侧	4 4
	3.清洁耳道：用棉签将耳道分泌物反复清洗至干净，干棉签擦干并询问老年人感受	5	操作不当 未询问老年人感受	3 2
	4.滴入滴耳液：左手将老年人耳郭向后上方轻轻牵拉使耳道变直，右手持药瓶，掌根轻靠耳旁，沿耳道后壁滴5~10滴药液入耳道	10	未将耳郭向后上方牵拉，耳道未变直 药水滴入过多或过少	5 5
	5.轻揉耳郭：轻轻压住耳屏，使药液充分进入中耳，用消毒棉球塞住外耳道口，以避免药液流出	10	未压耳屏 药液流出	5 5

续表

项目	评分标准	得分	扣分标准	扣分
实施质量标准（75分）	6.再次核对药物名称、剂量、用法	5	未再次核对	5
	7.询问观察老年人有无不适	3	未询问老年人感受	3
	8.嘱咐老年人维持原体位3~5分钟	4	未维持原体位	4
	9.对老年人进行有针对性的健康指导	5	主题不明确、内容不恰当	3
	10.整理床单位与沟通 （1）被褥平整干燥无褶皱，拉上床挡 （2）和老年人沟通，告知注意事项	6	未整理床单位置 未沟通	3 3
	11.照护人员洗净双手	2	未洗手	2
	12.记录：姓名、药品名称、剂量、给药时间、给药途径、不良反应	5	未记录 记录不全，每少一项扣1分	5 1

 证考链接

滴耳剂的使用

任务五　滴鼻剂使用

▶▶ 学习目标

知识目标：掌握滴鼻剂的使用方法和注意事项。

能力目标：能帮助老年人使用滴鼻剂，动作轻柔。

素质目标：尊老敬老，以人为本；爱岗敬业，吃苦耐劳；遵章守法，自律奉献。

任务导入

吴爷爷，65岁。过敏性鼻炎近10余年。2天前过敏性鼻炎再次发作，出现流泪、鼻塞、流鼻涕等症状，遵医嘱予以富马酸酮替芬滴鼻液滴鼻，每次2滴，每日3次。

任务分析

老年人由于鼻腔的老化，更易患鼻部疾病，照护人员应掌握帮助老年人使用滴鼻剂的操作技术，以更好地为老年人服务。

 知识拓展

滴鼻剂是经鼻黏膜吸收而发挥疗效的药物，常见的滴鼻剂有滴剂和喷雾剂。滴鼻剂使用要求如下：

1.用药时严格施行查对制度。

2.用药前应注意手卫生，必要时戴手套。

3.滴药时动作应轻柔，避免损伤鼻黏膜。

4.用药后注意观察局部及全身反应。

任务实施与评价

滴鼻剂的使用任务实施流程及评价标准，见表4-4。

滴鼻剂的使用
操作视频

表4-4　滴鼻剂的使用操作流程及质量控制标准

项目	评分标准	得分	扣分标准	扣分
素质要求（5分）	1.报告姓名、操作项目，语言流畅，仪表大方，轻盈矫健	2	紧张、不自然，语言不流畅	1
	2.衣帽整洁，着装符合要求	3	衣、帽、鞋不整洁	3
评估、计划质量标准（20分）	1.采用合理有效的方法核对老年人信息	3	未核对	3
	2.向老年人解释使用滴鼻剂的目的，需要老年人注意和/或配合的内容	2	每缺一项扣1分	1
	3.评估老年人一般状况、患病情况、合作程度	2	每缺一项扣1分	1
	4.评估老年人特殊情况，如鼻部有哪些不适	2	未评估	2
	5.评估环境：温湿度，光线明亮，空气清新	4	每缺一项扣1分	1
	6.洗手、戴口罩	2	未洗手 未戴口罩	1 1
	7.物品准备：洗手液，给药单，治疗盘内放滴鼻剂，消毒棉球或棉签，污物桶、记录单、笔	5	每少或多一项用物扣1分	1

续表

项目	评分标准	得分	扣分标准	扣分
实施质量标准（75分）	1.沟通与核对 （1）携用物至床旁，核对老年人的姓名、药名、给药途径、给药时间、药品质量和有效期 （2）确定是左鼻腔、右鼻腔还是双侧鼻腔用药	15	未核对 未沟通 沟通不畅	10 5 2
	2.帮助老年人取仰卧位	5	动作粗暴	3
	3.清洁鼻腔：照护人员协助老年人清除鼻部分泌物，并擦拭干净	10	动作粗暴 未询问老年人感受	5 5
	4.滴入药物 （1）协助老年人尽量将头后仰 （2）在老年人吸气时滴入药液2~3滴，瓶口不要碰到鼻黏膜 （3）滴药后嘱老年人保持原体位1~2分钟，以利于药物吸收	15	未协助老年人取合适体位 滴入药液剂量不对 瓶口碰到鼻黏膜 滴药后未嘱老年人保持原体位	3 4 4 4
	5.轻揉鼻翼 （1）轻揉老年人鼻翼两侧，使药液均匀渗到鼻黏膜上 （2）同时询问、观察老年人有无不适	10	动作粗暴 未询问老年人感受	5 5
	6.再次核对药物名称、剂量和用法	3	未再次核对	3
	7.整理床单位	3	未整理床单位	3
	8.对老年人进行有针对性的健康指导	5	主题不明确、内容不恰当	3
	9.询问老年人有无其他需求	2	未询问	2
	10.照护人员洗净双手	2	未洗手	2
	11.记录：内容包括使用滴鼻剂的药物名称、使用部位、剂量、时间等，发现异常及时报告	5	未记录 记录不全，每少一项扣1分	5 1

证考链接

滴鼻剂的使用

任务六　超声雾化吸入

任务导入

　　徐爷爷，70岁。吸烟30余年，每日吸烟量15支左右。间断咳嗽、咳痰4年。3天前受凉后出现咳嗽、咳痰，量多，黏稠不易咳出，精神、食欲差，烦躁不安。医嘱予以生理盐水5ml+氨溴索2mg，超声波雾化吸入治疗，一天2次。请根据徐爷爷的情况，照护人员为其完成超声雾化吸入。

任务分析

　　雾化吸入法是应用雾化装置将药液分散成细小的雾滴，经鼻或口吸入呼吸道，达到预防和治疗疾病的目的。吸入药物除了对呼吸道局部产生作用外，还可通过肺组织吸收而产生全身性疗效。雾化吸入用药具有见效快、药量小、不良反应轻的优点，临床应用广泛。

　　超声波雾化吸入法是应用超声波声能将药液变成细微的气雾，再由呼吸道吸入，以预防和治疗呼吸道疾病的方法。超声波雾化吸入的特点：雾量大小可以调节；雾滴小而均匀（直径 < 5μm）；雾化器电子部分产热，对雾化液起轻度加温作用，老年人感觉温暖舒适；药液可被吸入到终末细支气管和肺泡，治疗效果好。

　　根据任务描述该老年人可采用超声雾化吸入缓解老年人症状。

 知识拓展

一、雾化吸入目的

　　1.湿化气道　常用于呼吸道湿化不足、痰液黏稠、气道不畅的老年人。

　　2.控制感染　消除炎症，控制呼吸道感染。常用于咽喉炎、支气管扩张、肺炎、肺脓肿、肺结核等老年人。

3.改善通气 解除支气管痉挛，保持呼吸道通畅。常用于支气管哮喘等老年人。

4.祛痰镇咳 减轻呼吸道黏膜水肿，稀释痰液，帮助祛痰。

二、雾化吸入常用药物

1.抗生素 如庆大霉素、卡那霉素等。

2.支气管解痉药物 如氨茶碱、沙丁胺醇等。

3.稀化痰液、祛痰药物 α糜蛋白酶、乙酰半胱氨酸、沐舒坦等。

4.减轻水肿药物 地塞米松等。

三、超声波雾化吸入器构造

1.超声波发生器 通电后可输出高频电能，其面板上有电源和雾量调节开关，指示灯及定时器。

2.水槽与晶体换能器 水槽内盛冷蒸馏水，其底部有一晶体换能器，接收发生器输出的高频电能，并将其转化为超声波声能。

3.雾化罐与透声膜 雾化罐盛药液，其底部为一半透明的透声膜，声能可透过此膜与罐内药液作用，产生雾滴喷出。

4.螺纹管和口含嘴（或面罩）

四、超声波雾化吸入注意事项

1.水槽和雾化罐中切忌加温水或热水，无水时忌开机。

2.晶体换能器和透声膜易碎，注意保护。

3.一般雾化时间为15~20分钟。连续使用时中间间隔30分钟。

4.水槽和雾化罐中应保持足够冷水，槽内水温勿超过50℃。

任务实施与评价

超声波雾化吸入任务实施与评价，见表4-5。

超声波雾化吸入
操作视频

表4-5 超声波雾化吸入操作流程及质量控制标准

项目	评分标准	得分	扣分标准	扣分
素质要求 （5分）	1.报告姓名、操作项目，语言流畅，仪表大方，轻盈矫健	2	紧张、不自然，语言不流畅	1
	2.衣帽整洁，着装符合要求	3	衣、帽、鞋不整洁	3

续表

项目	评分标准	得分	扣分标准	扣分
评估、计划质量标准（20分）	1.评估环境：安静、整洁，通风良好，光线充足，温湿度适宜	5	未评估环境	5
	2.评估老年人：年龄、呼吸道状况、意识状态、合作程度	3	未评估	3
	3.沟通：对于能够有效沟通的老年人，照护人员应询问老年人床号、姓名，了解呼吸情况，并向老年人讲解操作的目的、方法和注意事项，以取得老年人的配合	5	未沟通 沟通不畅	5 2
	4.洗手、戴口罩	2	未洗手 未戴口罩	1 1
	5.物品准备：治疗单、超声雾化器、治疗碗（内放纱布、螺纹管、口含嘴）、注射器（内含雾化药）、毛巾、洗手液、一次性水杯2个、吸管、锐器桶、生活垃圾桶、医疗垃圾桶	5	每少或多一项用物扣1分，扣完为止	1
实施质量标准（75分）	1.沟通：携物品至老年人床旁，照护人员再次向老年人解释操作的目的、雾化时需要配合的动作以及注意事项，取得老年人的配合	5	未沟通 沟通不畅	5 2
	2.老年人准备：帮助老年人取舒适体位，毛巾围于颌下	2	动作不轻柔	2
	3.放置雾化器：将雾化器置于床头柜上，口述：向雾化器水槽注入适量冷蒸馏水不超过250ml，温度不超过50℃，水量在最高和最低水位之间	10	操作不当 未口述	5 2
	4.核对：核对治疗单与药物，将注射器内药液通过注药口加入雾化罐内	10	未核对	10
	5.预热连接 （1）接通电源，打开电源开关，预热3分钟 （2）连接雾化杯、螺纹管及口含嘴等各部件	20	未预热	10
	6.调节雾化时间：每次雾化时间为15~20分钟，调节合适雾量	10	时间和雾量设置错误	10
	7.指导教育：指导老年人用嘴深吸气，用鼻呼气	10	指导不规范	10
	8.停止雾化 （1）雾化结束，取下口含嘴，先关雾化开关，再关电源开关 （2）协助老年人漱口，取舒适卧位，整理床单位 （3）整理用物。口述：倒掉水槽剩余水，将雾化罐、螺纹管、口含嘴浸泡消毒30分钟	6	未先关雾化开关 未口述	5 1
	9.记录：记录雾化时间、老年人的反应及效果	2	记录不全，每少一项扣1分	1

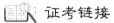 **任务评价**

1.什么是雾化吸入？
2.超声雾化吸入的目的有哪些？
3.常用超声雾化吸入的药物有哪些？

📖🔍 **证考链接**

超声雾化

任务七　氧气雾化吸入

▶▶ **学习目标**

知识目标：能正确叙述氧气雾化吸入概念；氧气雾化吸入的作用原理。

能力目标：氧气雾化吸入操作熟练，动作轻柔。

素质目标：培养学生慎独精神，尊敬老年人，爱岗敬业的职业精神。

任务导入

张爷爷，75岁。吸烟30余年，每日吸烟量20支。间断咳嗽、咳痰4年。3天前受凉后出现咳嗽、咳痰，量多，黏稠不易咳出，精神、食欲差，烦躁不安。医嘱予以生理盐水5ml+氨溴索2mg，氧气雾化吸入治疗，一天2次。请根据张爷爷的情况，照护人员为其完成氧气雾化吸入。

任务分析

氧气雾化吸入法是借助高速氧气气流，使药液形成雾状，随吸气进入呼吸道的方法。根据任务描述该老年人可采用氧气雾化吸入缓解老年人症状。

知识拓展

一、氧气雾化器构造

雾化吸入器包括盛药物的储药罐、吸入管口、雾化口含嘴三部分。

二、氧气雾化器作用原理

基本原理是利用高速氧气流通过毛细管口并在管口产生负压，将药液由相邻的管口吸出，所吸出的药液又被毛细管口高速的氧气流撞击成细小的雾滴，呈气雾状喷出，随老年人呼吸进入呼吸道而达到治疗的作用。

三、氧气雾化吸入注意事项

1.严格查对制度。

2.雾化器专人专用。

3.使用前检查氧气雾化吸入器与氧气装置连接是否完好，有无漏气。

4.氧气湿化瓶内不放水，以防液体进入雾化器内稀释药液，降低药液的浓度和疗效。

5.雾化吸入过程中注意易燃、易爆物品，严禁吸烟。

6.操作过程中注意观察老年人的反应，如老年人不适应立即停止。

任务实施与评价

氧气雾化吸入实施与评价，见表4-6。

氧气雾化吸入
操作视频

表4-6 氧气雾化吸入操作流程及质量控制标准

项目	评分标准	得分	扣分标准	扣分
素质要求（5分）	1.报告姓名、操作项目，语言流畅，仪表大方，轻盈矫健	2	紧张、不自然，语言不流畅	1
	2.衣帽整洁，着装符合要求	3	衣、帽、鞋不整洁	3
评估、计划质量标准（20分）	1.评估环境：安静、整洁，通风良好光线充足，符合用氧安全要求	5	未评估环境	5
	2.评估老年人：年龄、呼吸道状况、意识状态、合作程度	3	未评估	3
	3.沟通：对于能够有效沟通的老年人，照护人员应询问老年人床号、姓名，了解呼吸情况，并向老年人讲解操作的目的、方法和注意事项，以取得老年人的配合	5	未沟通 沟通不畅	5 2

续表

项目	评分标准	得分	扣分标准	扣分
评估、计划质量标准（20分）	4.洗手、戴口罩。	2	未洗手 未戴口罩	1 1
	5.物品准备：治疗单、氧气雾化吸入器1套（专人专用）、管道氧气装置或氧气瓶（氧气表已连接好）、注射器（含雾化药）、毛巾、洗手液、一次性水杯2个、吸管、锐器桶、生活垃圾桶、医疗垃圾桶	5	每少或多一项用物扣1分，扣完为止	1
实施质量标准（75分）	1.沟通：携物品至老年人旁，照护人员再次向老年人解释操作的目的、雾化时需要配合的动作以及注意事项等，取得老年人的配合	5	未沟通 沟通不畅	5 2
	2.老年人准备：帮助老年人取舒适体位，毛巾围于颌下	2	动作不轻柔	2
	3.核对药物：核对治疗单与药物，将注射器内药液（3~5ml）加入氧气雾化器的储药罐内	20	未核对	20
	4.连接：连接口含嘴，将雾化器连接管连接于氧气表上	5	连接不规范	5
	5.调流量：检查管道有无漏气，打开氧气流量开关，调节氧气流量6~8L/min；氧气湿化瓶内不放水，以防液体进入雾化器内稀释药液，降低药液的浓度和疗效	20	未检查管道 流量不正确 湿化瓶内放水	10 5 5
	6.指导教育：指导老年人用嘴深吸气，用鼻呼气	10	指导不规范	10
	7.停止雾化 （1）雾化结束，取下口含嘴，关流量开关。 （2）协助老年人漱口，取舒适卧位，整理床单位 （3）整理用物。口述：将氧气雾化器、连接管、口含嘴（面罩）浸泡消毒30分钟	10	操作不规范 未口述	5 2
	8.记录：记录雾化时间、老年人的反应及效果	3	记录不全，每少一项扣1分	1

📖 证考链接

氧气雾化吸入

项目五　饮食照护

饮食与营养是维持生命的基本需要，是维持、恢复、促进健康的基本手段。老年人随着年龄的增长，身体功能会出现退行性改变，生活自理能力逐渐降低，使生活照护成为老年人的重要需求。照护人员在饮食照护上除了保证食物的色香味符合老年人的口味外，还应保证进食安全，能识别异常情况并及时报告；帮助老年人进水以及老年人特殊饮食的喂食等，避免意外的发生。

任务一　进食帮助

▶▶学习目标

知识目标：能正确叙述饮食种类、饮食合理搭配方法；能描述老年人进食总量、时间、速度、温度。

能力目标：能根据老年人的情况帮助老年人合理控制饮食。协助进食操作熟练，动作轻柔。

素质目标：在老年人进食过程中细致观察，能识别异常情况并及时汇报、积极处理；能识别老年人情绪并积极应对。

任务导入

贾爷爷，79岁。丧偶独居，患糖尿病10多年。最近一个月双眼出现视物模糊、看不清东西的现象，生活基本不能自理，需要照护人员喂食。以往进食时，贾爷爷有过呛咳和被食物烫伤的情况，故每次喂食，贾爷爷非常担心呛咳或被烫伤，进食时表现出紧张、害怕等心理。任务：按照照护计划，照护人员协助贾爷爷进食午饭。

任务分析

老年人进食较普通成年人有很大区别，从食物的软硬、口味和吞咽、咀嚼及消化的能力来说都不同于一般成年人，为保证老年人营养和热量摄入，保证其安全顺畅进食，应由照护人员加以照护。

知识拓展

一、老年人饮食种类及饮食总热量

（一）老年人饮食种类

老年人饮食分为基本饮食、治疗饮食和试验饮食三种。

1.基本饮食　是一切饮食的基本烹饪形式，是其他饮食的基础，适合于大多数老年人的需求。根据老年人咀嚼、消化能力及身体需要，又将基本饮食分为普通饮食、软质饮食、半流质饮食、流质饮食四类。

（1）普通饮食：适用于不需要特殊饮食的老年人。老年人可根据自己的喜好，选择美观可口、易消化且营养素平衡的食物。对于无咀嚼能力和不能吞咽大块食物的老年人，可将普通饮食加工剁碎或用粉碎机进行破碎后食用。

（2）软质饮食：适用牙齿有缺失、消化不良、低热、疾病恢复期的老年人。食物营养均衡，以软、烂、碎为原则，易咀嚼、易消化，如软米饭、面条。切碎煮烂的菜肉等。

（3）半流质饮食：适用于咀嚼能力较差和吞咽困难的老年人。食物呈半流质状态，营养丰富，易咀嚼、易吞咽和消化，纤维素少，无刺激性，如米粥、面条、馄饨、蛋羹、豆腐脑等。

（4）流质饮食：适用于进食困难或采用鼻饲管喂食的老年人。食物呈液状，易消化、易吞咽，无刺激性，如奶类、豆浆、藕粉、米汤、果汁、菜汁等。此种饮食因所含热量及营养素不足，故只能短期食用。

2.治疗饮食　治疗饮食是在基本饮食的基础上，适当调整热能和营养素的摄入量，以适应病情需要达到治疗或辅助治疗的目的，为高血压、高血脂、冠心病、糖尿病、痛风等疾病的患者而设，其营养素的搭配，因病种的不同而各有特点和要求。如高蛋白饮食、低蛋白饮食、高热量饮食、低脂肪饮食、低胆固醇饮食、低盐饮食、少渣饮食等。

3.试验饮食　亦称诊断饮食，是指在特定的时间内，通过调整饮食的内容以达到协助诊断疾病和确保实验室检查结果准确性的一类饮食，是为配合临床检验而设的饮食，如大便隐血试验等。

（二）饮食总热能

食物提供人体所需的营养物质，是维持生命的物质基础，为人体生长发育、组织修复和维持生理功能提供必需的营养素和热能。食物中含有的可被人体消化、吸收、利用的成分称为营养素。人体所需的营养素有蛋白质、脂肪、碳水化合物、矿物质、微量元素、维生素和水七大类。其中碳水化合物、蛋白质和脂肪3种营养素能产生热量，是人体的能量来源，统称为"热能营养素"。由于老年人消化器官功能减退，活动量减少，对食物的消化、营养的吸收功能均减退，从食物中摄入的营养素相应减少，老年人随着年龄增长所需的能量也在减少。

1.合理控制饮食 首先老年人的饮食营养要合理，荤素、粗细、干稀搭配符合卫生要求，老年人的全天热量供给约3000kcal。蛋白质、脂肪、碳水化合物比例适当，三者的热能比分别是10%~15%、20%~25%、60%~70%。其次，老年人饮食热能供给量是否合适，可通过观察体重变化来衡量。体重变化与热能供给的关系，一般可用下列公式粗略计算。

（1）男性老年人：体重标准值（kg）=［身高（cm）-100］×0.9。

（2）女性老年人：体重标准值（kg）=［身高（cm）-105］×0.92。

当体重在标准值±5%内，说明热能供给合适；当体重＞标准值10%，说明热能供给过量；当体重＜标准值10%，说明热能供给不足。

2.饮食结构原则 老年人的膳食要多样化，粗细搭配，花样更新，注意各类食物的合理搭配，多食杂粮、豆类、鱼类、奶类、蛋类、海产品类、蔬菜和水果等，保持营养素之间比例适宜，达到营养素平衡，形成适合老年人科学合理的饮食结构。

总之，老年人在饮食结构上强调：荤素、粗细粮、水陆物产、谷豆物搭配合理。做到"四低、一高、适当"，即低脂肪、低胆固醇、低盐、低糖、高纤维素饮食，适当蛋白质。

二、老年人进食观察

1.进食的总量 一日三餐是中国人的习惯，老年人要根据自身的特点来定。每天进食量应根据上午、下午、晚上的活动量均衡地分配到日三餐中。主食"宜粗不宜细"，老年人每日进食谷类200g左右，并适当地增加粗粮的比例。蛋白质宜"精"，每日由蛋白质供给的热量，应占总热量的13%~15%。可按每千克体重1.5g供给。脂肪宜"少"，老年人应将由脂肪供给的热量控制在20%~25%。每日用烹调油20g左右，而且以植物油为主。但是，脂肪也不能过少，否则会影响脂溶性维生素的吸收。维生素和无机盐应"充足"。老年人要多吃新鲜瓜果、绿叶蔬菜，每天不少于300g，这是维生素和无机盐的主要来源。适宜的进食量有利于维持正常的代谢活动，增强机体的免疫力，提高防病抗病能力。

2.进食的速度 老年人进食速度宜慢，有利于食物的消化和吸收，同时预防在进食过程中发生呛咳或噎食。

3.进食的温度 老年人进食的温度以温热不烫嘴为宜。这是因为老年人唾液分泌减少，口腔黏膜抵抗力低，因此不宜进食过热食物，同时也不宜进食过冷的食物，凉的食物容易伤脾胃，影响食物消化、吸收。

4.**进食的时间**　根据老年人生活习惯，合理安排进餐时间。一般早餐时间为上午6~7时，午餐时间为中午11~12时，晚餐时间为下午5~7时。当然，老年人除了应保证一日三餐正常摄食外，为了适应其肝糖原储备减少及消化吸收能力降低等特点，可适当在晨起、餐间或睡前补充一些糕点、牛奶、饮料等。总体原则是少食多餐，有利于消化吸收，减轻消化系统的压力。

三、识别异常情况并及时报告

1.进食时陪伴老年人，及时处理进行中的特殊问题。如老年人原有病情加重或突发其他意外时，应立即停止进食，报告上级养老照护人员并积极进行相关处理。

2.如出现恶心，应嘱咐老年人暂停进食，并做深呼吸缓解症状。

3.发生呛咳时，立即停止喂食，帮助老年人轻拍背部，休息片刻。

4.发生鱼刺误食有异物感时，应立即送往医院就诊。

5.进食后老年人自觉不适，指导不要立即平卧，休息片刻后再卧床，以免食物反流。

任务实施与评价

进食帮助任务实施与评价，见表5-1。

进食帮助操作
视频

表5-1　进食帮助操作流程及质量控制标准

项目	评分标准	得分	扣分标准	扣分
素质要求（5分）	1.报告姓名、操作项目，语言流畅，仪表大方，轻盈矫健	2	紧张、不自然，语言不流畅	1
	2.衣帽整洁，着装符合要求	3	衣、帽、鞋不整洁	3
评估、计划质量标准（20分）	1.评估环境：整洁、整齐、明亮、舒适、适合进餐	2	未评估环境	2
	2.评估老年人：病情、吞咽反射情况，询问是否大小便	4	未评估 未询问是否大小便	3 1
	3.评估食物：种类、软硬度、温度符合老年人习惯	3	未评估食物	3
	4.洗手、戴口罩	2	未洗手 未戴口罩	1 1
	5.物品准备：托盘、围裙，碗装食物（粥）、小毛巾、一次性漱口杯、弯盘、擦手用物、根据需要过床桌、靠垫（枕头）	9	每少或多一项用物扣1分，扣完为止	1

项目	评分标准	得分	扣分标准	扣分
实施质量标准（75分）	1.沟通：解释操作目的，进食需要配合，取得配合	5	未沟通 沟通不畅	5 2
	2.摆体位：根据病情和自理程度协助老年人取进食体位 （1）轮椅坐位：轮椅与床成30°夹角，固定轮子，抬起脚踏板。叮嘱老年人双手环抱照护人员脖颈，照护人员双手环抱老年人的腰部或腋下，协助老年人坐起，双腿垂于床下，双脚踏稳地面，再用膝部抵住老年人的膝部，挺身带动老年人站立并旋转身体，使老年人坐在轮椅中间，后背贴紧椅背，将轮椅上的安全带系在老年人腰间 （2）床上坐位：按上述环抱方法协助老年人在床上坐起，将靠垫或软枕垫于老年人后背及膝下，保证坐位稳定舒适 （3）半卧位：使用可摇式床具时，将老年人床头摇起，抬高至与床具水平面成30°~45°角。使用普通床具时，可使用棉被或靠垫支撑老年人背部使其上身抬起。采用半卧位时，应在身体两侧及膝下垫软枕以保证体位稳定 （4）侧卧位：使用可摇式床具时，将老年人床头摇起，抬高至与床具水平面成30°角。照护人员双手分别扶住老年人的肩部和髋部，使老年人面向照护人员侧卧，肩背部垫软枕或楔形垫。一般宜采用右侧卧位	28	摆放体位不舒适 轮椅运送体位不舒适 环抱方法不正确 床角度不正确 未放置软枕	7 8 6 3 4
	3.准备进餐：给老年人系上围裙，擦拭双手，将过床桌推至老年人床上，用前臂触碰碗壁测试食物温度，将食物摆放于餐桌上 （1）对能自行进食的老年人鼓励其自行进餐。指导老年人进食时上身坐直并稍向前倾，头稍向下垂，进餐时细嚼慢咽，不要边进食边讲话，以免发生呛咳 （2）对于不能自行进餐的老年人，由照护人员喂饭。用前臂触及碗壁感受食物温热程度，以汤匙喂食时，喂食的量要合适，一般为汤匙的1/3为宜，每喂一口，等看到老年人完全咽下后再喂食下一口，速度适中，不要催促患者，以免呛咳 （3）对于视力障碍但能自己进食的老年人，照护人员将盛装温热食物餐碗试好温度后，放入老年人的手中，再将汤匙递到老年人手中，告知食物的种类，叮嘱老年人缓慢进食。进食带有骨头的食物，要特别告知小心进食，进食鱼类要先协助剔除鱼刺。如老年人要求自己进食，可按时钟平面图放置食物，并告知方向、位置、名称，利于老年人自行进食，也增加其进食兴趣，刺激老年人食欲	24	未试水温 未戴围裙 叮嘱不到位 汤匙食物量过多 未观察是否咽下	5 5 5 5 4
	4.试温漱口：用前臂测试漱口液水温，协助老年人漱口，擦拭口角	5	未测试水温 未擦拭口角	3 2
	5.维持原卧位：嘱咐老年人维持原卧位30分钟，以防止呕吐	5	躺卧不舒适	5
	6.整理用物：照护人员撤去餐具、围裙等用物，整理床单位。使用流动水清洁餐具，必要时进行消毒	8	未整理用物 未整理床单位	4 4

任务评价

1.基本饮食有哪些?

2.老年人进食的时间。

3.老年人进食体位有哪些? 各适合于哪种老年人?

4.进食后为什么不能立即平卧?

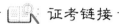 证考链接

进食帮助

任务二　进水帮助

学习目标

知识目标：能正确叙述老年人进水的分类，说出水对机体正常生理活动的作用。

能力目标：协助老年人进水操作熟练，动作轻柔。老年人愿意配合进水，进水过程顺利，未出现呛咳等现象，对水分的需求得到满足。

素质目标：培养学生对老年照护服务工作的热爱，养成尊老、爱老、孝老的理念，为老年人提供优质照护服务。

任务导入

薛奶奶，76岁。1年半前因脑出血导致左侧肢体偏瘫，吞咽功能障碍，经过治疗意识清醒，但语言和运动功能还未恢复，进水时偶尔发生呛咳，长期卧床，无法表达自己的意愿，生活完全不能自理。照护人员按照照护计划，协助薛奶奶进水。

任务分析

水是生命之源，薛奶奶由于疾病影响，进水时偶尔会发生呛咳，因此害怕，不主动喝水，因此照护人员应对老年人耐心解释，细心照护，以满足老年人生理需求。

知识拓展

一、老年人进水分类

水占人体重量的60%~70%，是维持人体正常生理活动的重要物质。人可一日无食，不可一日无水。水的来源主要通过喝水，进食菜汤、果汁、食物和体内代谢生成。水主要通过消化道、呼吸道、皮肤（汗液）和泌尿系统排出体外。

1.白开水　对中老年人来说，不仅能稀释血液、降低血液黏稠度、促进血液循环，还能减少血栓危险，预防心脑血管疾病。最适合老年人补充水分。

2.豆浆　可强身健体，长期饮用可预防糖尿病（豆浆含有大量纤维素，能有效阻止糖的过量吸收，减少糖分）、高血压（豆浆中所含的豆固醇和钾、镁，是有力的抗钠盐物质。钠是高血压发生和复发的主要根源）。

3.酸奶　易被人体消化和吸收，具有促进胃液分泌，增强消化功能，降低胆固醇的作用。

4.鲜榨果汁　老年人适当喝少量果汁可以助消化、润肠道，补充膳食中营养成分的不足。

5.绿茶　具有延缓衰老、抑制心血管疾病、预防和抗癌、醒脑提神的作用。

二、老年人进水护理

1.进水总量　老年人每日饮水量为2000~2500ml（除去食物中的水），平均以1500ml左右为宜。

2.进水温度　老年人进水温度以温热不烫嘴为宜，不宜过凉或过热。

3.进水时间　根据老年人自身的情况指导其日间摄取足够的水分，晚上7点后应控制饮水，少饮用咖啡和茶水，以免夜尿增多影响老年人睡眠。

三、观察处理

在饮水过程中，照护员应注意观察有无呛咳现象发生，一旦发生应立即停止饮水，休息片刻再继续饮水。如果出现误吸同时伴有呼吸困难、面色苍白或发紫绀等情况，应立即停止并及时报告上级养老照护人员，积极进行相关处理。

任务实施与评价

进水帮助任务实施与评价，见表5-2。

进水帮助操作
视频

表5-2 进水帮助操作流程及质量控制标准

项目	评分标准	得分	扣分标准	扣分
素质要求 （5分）	1.报告姓名、操作项目，语言流畅，仪表大方，轻盈矫健	2	紧张、不自然，语言不流畅	1
	2.衣帽整洁，着装符合要求	3	衣、帽、鞋不整洁	3
评估、计划质量标准 （20分）	1.评估环境：整洁，温湿度适宜，无异味	5	未评估	5
	2.评估老年人：与老年人沟通交流，评估老年人吞咽反射情况；向老年人说明饮水的好处；提醒老年人饮水	7	未评估	7
	3.洗手、戴口罩	2	未洗手 未戴口罩	1 1
	4.物品准备：水杯（盛装1/2~2/3满的温开水）、吸管、汤匙、大毛巾、小毛巾	6	每少或多一项用物扣1分	1
实施质量标准 （75分）	1.沟通：解释操作目的，进水需要配合，取得配合	10	未沟通 沟通不畅	10 2
	2.摆放体位：协助老年人取坐位或半坐位，洗净双手。面部侧向照护人员	10	摆放体位不舒适	5
	3.测试水温：围大毛巾，前臂测试水温	10	未围大毛巾 未试水温	5 5
	4.协助饮水 （1）能自己饮水的老年人：鼓励手持水杯或借助吸管自行引水。叮嘱老年人饮水时身体坐直或稍前倾，小口饮用，以免呛咳，出现呛咳应休息片刻再饮用 （2）不能自理的老年人：喂水时可借助吸管饮水；若用汤匙喂水时，水盛装汤匙的1/2~2/3为宜，老年人下咽后再喂下一口，不宜太急，以免呛咳。老年人饮水后不能立即平卧	14	未叮嘱坐直或前倾 未观察是否咽下 未嘱不能立即平卧 汤匙水量不符合要求	4 4 2 4
	5.擦拭口角：协助老年人擦拭口角	4	未擦拭	4
	6.维持原卧位：嘱咐老年人维持原卧位30分钟	6	未维持原卧位	6
	7.舒适体位：协助老年人躺卧舒适	6	躺卧不舒适	6
	8.整理床单位	2	未整理床单位	2
	9.整理用物、清理污物	5	未整理用物	5
	10.洗净双手	3	未洗手	3
	11.观察老年人反应，记录	5	未记录 记录不全，每少一项扣1分，扣完为止	2 1

任务评价

1.进水的种类有哪些？

2.老年人进水观察内容有哪些？

3.饮水过程中老年人出现呛咳如何处理？

4.饮水过程中老年人出现呼吸困难、面色苍白或发紫绀应如何处理？

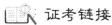 证考链接

进水帮助

任务三　特殊进食帮助

▶▶ 学习目标

知识目标：能正确叙述鼻饲的定义，验证胃管在胃内的方法。

能力目标：能正确规范地完成特殊进食帮助。

素质目标：具有严谨求实的工作态度，关心、尊重和爱护老年人。

任务导入

王奶奶，80岁。半年前脑卒中，目前处于卧床状态，生活完全不能自理，存在严重吞咽困难，由于经口进食引起吸入性肺炎，经入院治疗后王奶奶已康复，但以后要通过鼻饲进食以保证王奶奶的生命安全。现王奶奶已出院回到养老院，需要照护人员将食物、药物粉碎成流质状，经胃管帮助王奶奶进食、进饮、进药。

任务分析

老年人由于疾病原因导致不能经口进食或吞咽咀嚼功能减退，照护人员应协助老年人鼻饲进食，同时根据老年人所患疾病，调整摄入的食物种类和营养素。

知识拓展

一、鼻饲技术

鼻饲是将胃管经一侧鼻腔插入胃内，经胃管灌入流质饮食、水和药物的方法。医护人员插入胃管，照护人员进行喂食，以满足老年人营养和治疗的需要。主要适用于不能经口进食和不能张口进食的老年人，如昏迷、口腔疾病、食管狭窄、消化道肿瘤等。

二、常用鼻饲饮食种类

鼻饲饮食主要分为混合奶、匀浆混合奶和要素饮食三种。

1.混合奶 混合奶的主要成分有米粉、奶粉、藕粉、豆粉、牛奶、豆浆、鸡蛋、鸡汤、浓肉汤、新鲜果汁、菜汁等。混合奶营养丰富、易消化、吸收，适合于身体虚弱、消化功能差的老年人。

2.匀浆混合奶 匀浆混合奶的主要成分有牛奶、豆浆、豆腐、瘦肉、熟肝、稠粥、水煮蛋、蔬菜、水果、去皮馒头、植物油、白糖和食盐等。将以上数种食物混合并打碎即为匀浆混合奶。匀浆混合奶口感好、易消化、富含膳食纤维、营养平衡。适合于消化功能好的老年人。

3.要素饮食 要素饮食是一种人工合成的化学精制食物，含有人体所需的易于吸收的所有营养素，包含游离氨基酸、必需脂肪酸、单糖、维生素、无机盐和微量元素。要素饮食可直接被肠道吸收和利用，无须经过消化过程。适用于食物过敏、乳糖不耐受的老年人。

三、验证胃管在胃内的方法

每次鼻饲喂食前，照护人员应检查胃管是否在胃内，如胃管脱出应重新留置。验证胃管在胃内的方法如下：

1.将注射器与胃管末端连接，抽出胃液。

2.先将听诊器置于胃部，再用注射器连接胃管向胃内快速注入10ml空气，能听到气过水声。

3.将胃管末端放在水中，无气泡逸出。

四、鼻饲注意事项

1.长期鼻饲的老年人，每日晨、晚间应做口腔护理，保持口腔清洁。

2.鼻饲饮食的适宜温度为38~40℃，温度过高导致烫伤，温度过低导致肠胃不适。

3.鼻饲量每次不应超过200ml，推注时间以15~20分钟为宜，两次鼻饲间隔不少于2小时。

4.鼻饲过程中，老年人若出现恶心、呕吐等情况，应立即停止鼻饲并通知医护人员处理。

5.鼻饲药物时，应将药物研碎、溶解后再灌入，以防胃管堵塞。

6.鼻饲饮食应现用现配，24小时内用完，未用完放冰箱保存。

7.灌注器每周更换1次，预防消化道疾病。

任务实施与评价

特殊进食帮助
操作视频

特殊进食帮助任务实施与评价，见表5-3。

表5-3 特殊进食帮助操作流程及质量控制标准

项目	评分标准	得分	扣分标准	扣分
素质要求 （5分）	1.报告姓名、操作项目，语言流畅，仪表大方，轻盈矫健	2	紧张、不自然，语言不流畅	1
	2.衣帽整洁，着装符合要求	3	衣、帽、鞋不整洁	3
评估、计划质量标准（20分）	1.采用合理有效的方法核对老年人信息	3	未核对	3
	2.评估老年人 （1）老年人的意识、身体状况、自理能力，鼻饲饮食时有无腹泻、便秘等 （2）戴眼镜或有义齿者取下，妥善放置	5	每缺一项扣1分 戴眼镜或有义齿者未取下、未妥善放置	1 1
	3.向老年人介绍鼻饲饮食的目的、关键步骤，取得老年人的配合	2	未沟通 沟通不畅	2 1
	4.评估环境：清洁、安静、舒适、安全、光线充足，适合操作	3	未评估环境	3
	5.洗手、戴口罩	2	未洗手 未戴口罩	1 1
	6.物品准备：碗、灌注器（或50ml注射器）、毛巾、别针、皮筋、纱布	5	每少或多一项用物扣1分	1
实施质量标准（75分）	1.沟通：对于能够有效沟通的老年人，照护人员向其解释鼻饲的目的、需要配合的动作等，取得配合	5	未沟通 沟通不畅	5 2
	2.摆放体位：协助上半身功能较好老年人取坐位或半坐位，摇高床头使之与床面成30°角；协助不能坐起的老年人取右侧卧位或头偏向右侧	8	未根据老年人的情况安置合适的体位	8
	3.在老年人的颌下垫毛巾以保持衣服及床褥整洁	2	未垫毛巾	2

续表

项目	评分标准	得分	扣分标准	扣分
实施质量标准（75分）	4.检查胃管 （1）检查胃管固定是否完好，插入的长度是否与胃管标记的长度一致，如发现有管路滑脱，应立即通知医护人员处理 （2）检查胃管是否在胃内，灌注器与胃管末端连接，能够抽出胃液或胃内容物表明胃管在胃内，推回胃液或胃内容物，盖好胃管末端盖帽	20	未检查胃管固定是否完好 未检查胃管是否在胃内	10 10
	5.进行鼻饲 （1）测试温水的温度（38~40℃）。将少量温水滴在手腕部，以感觉温热、不烫手为宜 （2）连接胃管向胃内缓慢灌注20ml温水以确定胃管通畅，同时起到润滑胃管管腔、刺激胃液分泌的作用 （3）测试鼻饲饮食的温度（38~40℃）。将少量鼻饲饮食滴在手腕部，以感觉温热、不烫手为宜 （4）每次抽吸50ml鼻饲饮食，在水中涮下沾在灌注器乳头外壁的食物残渣，连接胃管，缓慢推注，并随时观察老年人的反应。灌注速度可通过抬高和降低灌注器来调节，以老年人喂食的反应及食物的浓度而定，通常为每分钟10~13ml。灌注后立即盖好胃管盖帽，同法至鼻饲饮食全部推注完毕 （5）喂食完毕，缓慢灌注30~50ml温水，冲净胃管内壁食物残渣，防止食物残渣堵塞胃管，盖好胃管盖帽	20	未测试水、鼻饲饮食的温度不得分 未抽取温水润滑胃管 推注速度过快 未及时盖好胃管盖帽 未使用温水冲净胃管 鼻饲总量超过200ml	20 4 4 4 4 4
	6.保持体位 （1）叮嘱并协助老年人保持进食后体位30分钟，再卧床休息，以利于食物的消化和吸收，以防食物反流引发误吸 （2）撤下毛巾，整理床单位	10	未保持体位30分钟 未整理床单位	8 2
	7.洗手，记录鼻饲时间、鼻饲量、鼻饲后有无腹胀、腹泻等不适症状	5	未洗手 记录不全，每少一项扣1分	2 1
	8.洗净灌注器，开水浸泡消毒后放入碗内，碗上覆盖纱布	5	未及时清洗、消毒灌注器	5

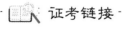 证考链接

特殊进食帮助

项目六　清洁照护

清洁的环境和身体，不仅可以使人感觉舒适，改善自我形象，拥有自信和自尊，还可以起到预防疾病的目的。照护人员应掌握有关居室卫生清洁以及协助老年人做好基本身体清洁的知识，使被照护的老年人身心舒适，减少疾病的发生。清洁照护主要介绍口腔清洁、身体清洁、衣物更换、压力性损伤的预防。

任务一　口腔清洁

▶▶ 学习目标

知识目标：能正确叙述口腔清洁的目的；操作方法及注意事项。

能力目标：能为老年人正确进行口腔清洁，操作熟练，动作轻柔。擦拭清洁后，老年人感到口腔清洁舒适，口腔问题得到改善。

素质目标：培养学生专业服务感召能力，取得老年人协助，具有职业奉献精神。

任务导入

王爷爷，83岁。失能老年人，脑卒中后半身不遂。长期卧床，言语不清，吞咽困难，不能正常沟通，无法正常进食，只能吃流质饮食。今日查房，照护人员发现王爷爷口腔黏膜有溃疡和多处白色斑点，有异味，照护人员需要采取什么措施解决他的口腔问题。

任务分析

口腔由两唇、两颊、硬腭等构成，口腔内有牙齿、牙龈、舌、扁桃体、唾液腺等器官，口腔内的环境及食物残渣适宜细菌生长繁殖。及时为老年人进行口腔清洁，不仅能减少口腔感染的机会，还能清除口腔异味，增进食欲，动态了解口腔情况，预防疾病。

知识拓展

一、老年人口腔健康的标准

世界卫生组织认为80岁以上老年人口腔里应该有20颗以上牙齿，才能维持口腔正常功能的需要。世界卫生组织制定的牙齿健康标准：①牙齿清洁；②没有龋齿；③没有疼痛感；④牙龈颜色为正常粉红色；⑤没有出血的现象。

二、口腔清洁的重要性

正常人口腔内有一定数量的细菌、微生物，当身体状况良好时，刷牙、漱口、饮水等活动会对细菌起到一定的清除作用。当老年人患病时，机体抵抗力下降，进食少，饮水少，消化液分泌也少，对口腔内细菌清除能力下降；进食后食物残渣滞留，口腔内适宜的温度、湿度使细菌易于在口腔内大量繁殖，易引起口腔炎症、溃疡、口臭及其他并发症。

三、保持口腔健康的方法

1.每天坚持早晚刷牙，饭后漱口。

2.漱口后将洗干净的示指放在牙龈黏膜上，按摩牙龈。

3.选择软毛牙刷，每3个月更换一次牙刷，进行正确刷牙的方法。由牙根向牙冠方向上下刷，由内向外依次刷洗牙齿上下、左右和内外侧牙龈数分钟。

4.轻微闭口，上下牙齿轻轻叩击数十次，用力不要过大，所有的牙尽量都接触，但要防止咬舌。叩齿可以加强咀嚼能力，促进消化功能；促进下颌关节、面部肌肉、牙龈和牙周的血液循环，坚牙固齿。

5.每半年到医院进行口腔检查，牙痛要及时请医生帮助查明原因，对症治疗。

6.有义齿的老年人，白天配戴，晚上睡觉前将义齿摘下，牙床得到休养。取下的义齿按刷牙的方法清洁干净，放入清水中浸泡，次日漱口后再戴上。

7.改掉不良嗜好，如吸烟、用牙齿拽东西、咬硬物等。合理营养，多吃新鲜蔬菜，水果，喝牛奶，补充牙齿所需的钙、磷等，少吃含糖食品，全身健康也可促进牙齿健康。

四、老年人口腔清洁方法

自理老年人及上肢功能良好的半自理老年人可以通过漱口、刷牙的方法清洁口腔。不能自理老年人需要与工作人员协助做好口腔清洁，可采用棉棒擦拭法。对于体弱、卧床、牙齿脱落，但意识清楚的老年人，也可通过口腔护理达到清洁口腔的目的。

五、老年人口腔清洁的观察要点

1.口唇　色泽、湿润度、有无干裂、出血及疱疹等。

2.口腔黏膜　颜色、完整性，是否有溃疡，疱疹，是否有渗出液和脓液等。

3.牙齿　有无义齿、龋齿、牙结石、牙垢等。

4.牙龈　颜色，是否有溃疡、肿胀、萎缩或出血等。

5.舌　颜色、湿润度，有无溃疡、肿胀及舌苔颜色及厚薄等。

6.腭部　悬雍垂、扁桃体等的颜色，是否肿胀及异常分泌物等。

7.口腔气味　有无异常，如氨臭味、烂苹果味等。

8.刷牙　方法、次数，口腔清洁的程度。

9.口腔清洁的能力　需要完全协助还是部分协助。

任务实施与评价

口腔清洁任务实施与评价，见表6-1。

棉棒擦拭清洁
口腔操作视频

表6-1　棉棒擦拭清洁口腔操作流程及质量控制标准

项目	评分标准	得分	扣分标准	扣分
素质要求（5分）	1.报告姓名、操作项目，语言流畅，仪表大方，轻盈矫健	2	紧张、不自然，语言不流畅	1
	2.衣帽整洁，着装符合要求	3	衣、帽、鞋不整洁	3
评估、计划质量标准（15分）	1.评估环境：关闭门窗，光线充足，适合操作	2	未评估环境	2
	2.评估老年人：评估老年人躯体活动情况、合作态度，口腔情况，自理能力	3	未评估	3
	3.洗手、戴口罩	2	未洗手 未戴口罩	1 1
	4.物品准备：大方盘1个、一次性纸杯2个、其中一个放1/3温开水，大棉棒1包（20支）、漱口液1瓶、西瓜霜喷剂1支、毛巾1条、弯盘1个、手电筒1把、润唇膏1支，核对单1张	8	每少或多一项用物扣1分	1
实施质量标准（80分）	1.核对，沟通 核对床尾卡，将物品携至老年人床旁，放于床旁桌上。对于能够有效沟通的老年人，照护人员再次向老年人解释操作的目的，取得老年人的配合	5	未核对 未沟通 沟通不畅	3 2 1
	2.检查棉棒的包装是否完好，有效期，取出棉棒并清点数量，将棉棒放于漱口杯内，倒适量漱口液刚好浸湿棉棒	10	未检查棉棒个数 棉棒湿度不适宜	5 5
	3.照护员帮老年人头侧向照护员，铺上毛巾，弯盘放于口角旁。试水温，用一支棉棒蘸温开水湿润口唇。手电检查口腔情况，口述：如有义齿取出，放入冷开水中	10	未测试水温 未摘取义齿，未清点棉棒个数	5 5

续表

项目	评分标准	得分	扣分标准	扣分
实施质量标准（80分）	4.嘱老年人牙齿咬合：按左上外侧面→左下外侧面→右上外侧面→右下外侧面顺序擦拭	8	顺序错误 未询问老年人感受，动作粗暴	3 3
	5.嘱老年人张口：按左上内侧面→左上咬合面→左下内侧面→左下咬合面顺序擦拭；然后擦洗左边面颊部	8	顺序错误 棉棒反复使用 未询问老年人感受，动作粗暴	3 3 2
	6.嘱老年人张口：按右上内侧面→右上咬合面→右下内侧面→右下咬合面顺序擦拭；然后擦洗右边面颊部	8	顺序错误 棉棒反复使用 未询问老年人感受，动作粗暴	3 3 2
	7.擦上腭、舌面、舌下	8	触及咽部	4
	8.手电筒检查口腔，是否擦拭干净；口腔溃疡涂抗溃疡药，口唇干燥涂润唇膏	8	未检查口腔 发现问题未处理	4 4
	9.清点棉棒个数，撤弯盘，撤大毛巾；整理床单位	5	未清点棉棒 未整理床单位	3 2
	10.洗手：照护人员洗净双手	5	未洗手	5
	11.记录：内容包括时间、口腔情况，发现异常及时报告	5	未记录 记录不全，每少一项扣1分	5 1

 证考链接

口腔清洁

任务二　身体清洁

▶▶ 学习目标

知识目标：掌握协助老年人淋浴、盆浴、床上试浴的方法要点。

能力目标：能根据老年人身体状况及自理能力选择适宜的身体清洁方法；能正确进行身体清洁，操作熟练，动作轻柔。

素质目标：培养学生专业服务的感召能力，做到情理交融、主动沟通、疾苦共担。

任务导入

李奶奶，72岁。身高158cm，体重65kg，脑梗死恢复期，右侧肢体上下肢肌力Ⅲ级，躯体活动能力Ⅰ级。神志清，精神尚可，饮食、睡眠一般，大小便正常，既往高血压9年。照护人员需要根据李奶奶的生活习惯，帮助她进行身体清洁。

任务分析

一、皮肤评估

照护人员可通过视诊、触诊等方式评估老年人皮肤，颜色、温度、湿度、柔软性和厚度、完整性、弹性、感觉及清洁度是仔细检查的内容，从而选择合适的皮肤护理方式及用品，及时发现异常，并对特殊部位做特殊处理。

二、皮肤清洁

皮肤是人体最大的器官，在日常生活中，由于老年人自理能力降低以及疾病的原因，无法满足自身清洁和舒适的需要，皮肤常出现过度角质化、瘙痒甚至皮肤破损而感染，这对老年人生理和心理都会产生不良影响。做好皮肤护理，既是日常生活护理必不可少的内容，又是维持和获得健康的重要保证。因此，必须掌握清洁护理技术，协助和指导老年人皮肤清洁。

 知识拓展

一、老年人皮肤特点

老年人面部皮肤出现皱纹、松弛和变薄，下眼睑出现所谓的"眼袋"，皮脂腺组织萎缩、功能减弱，导致皮肤变得干燥、粗糙，皮肤触觉、痛觉、温觉的浅感觉功能也减弱，表面敏感性减低，对不良刺激的防御能力削弱，免疫系统的损害也往往伴随老化而来，以致皮肤抵抗力全面降低。

二、老年人皮肤护理

老年人在日常生活中应注意保持皮肤卫生，特别是皱褶部位如腋下、肛门、外阴等。适当沐浴可清除污垢，保持毛孔通畅，利于预防皮肤疾病。

1.清洁频率　可根据自身习惯和地域特点选择合适的沐浴频率，一般北方可安排夏季每天1次，其余季节每周1~2次温水洗浴，而南方则可夏秋两季每天1次、冬春两季每周1~2次沐浴。皮脂腺分泌旺盛、出汗较多的老年人，沐浴次数可适当增多。切记饱食或空腹均不宜沐浴，以免影响食物的消化吸收或引起低血糖、低血压等不适。

2.温度调节　合适的水温可促进皮肤的血液循环，但同时亦要注意避免烫伤和着凉，建议沐浴室温22~26℃，水温则以40℃左右为宜；沐浴时间以10~15分钟为宜，以免时间过长发生胸闷、晕厥等意外。

3.用物选择　沐浴时应根据老年人皮肤状况（干燥、油性、完整性等）、个人喜好及清洁用品使用的目的和效果来选择清洁与保护皮肤的用品，应注意避免碱性肥皂的刺激。沐浴用的毛巾应柔软，洗时轻擦，以防损伤角质层。

4.手足皲裂护理　可预防性地在晚间热水泡脚后用磨石板去除过厚的角化层，再涂护脚霜，避免足部皲裂。已有手足皲裂的老年人可在晚间沐浴后或热水泡手足后，涂上护手、护脚霜，再戴上棉质手套、袜子，穿戴一晚或一两个小时，可有效改善皲裂状况。

三、皮肤清洁方法

老年人沐浴的种类主要包括三种：淋浴、盆浴、床上拭浴。

四、观察要点

1.观察皮肤　皮肤颜色、温度、柔软度、完整性、弹性、感觉、清洁度等。应注意体位、环境因素（如温室）、汗液量、皮脂分泌、水肿和色素沉着等情形对评估准确性的影响。

2.观察老年人的意识状态　是否瘫痪或软弱无力，有无关节活动受限，需要完全协助还是部分协助，清洁习惯及对清洁用品的选择，老年人对保持皮肤清洁、健康相关知识的了解程度及需求。

任务实施与评价

身体清洁任务实施与评价，见表6-2至表6-4。

床上拭浴操作
视频

表6-2　协助老年人淋浴操作流程及质量控制标准

项目	评分标准	得分	扣分标准	扣分
素质要求（5分）	1.报告姓名、操作项目，语言流畅，仪表大方，轻盈矫健	2	紧张、不自然，语言不流畅	2
	2.衣帽整洁，着装符合要求	3	衣、帽、鞋不整洁	3

项目	评分标准	得分	扣分标准	扣分
评估、计划质量标准（20分）	1.评估环境：关闭门窗，冬季调节室温至22~26℃。光线充足，适合操作，浴室防滑	5	未评估环境 未关闭门窗 浴室未放置防滑垫	2 2 1
	2.评估老年人：评估老年人营养状态、局部皮肤情况、躯体活动能力、全身状态等，是否适宜淋浴。对于能够有效沟通的老年人，照护人员应询问老年人床号、姓名，了解身体情况，并向老年人讲解操作的目的、方法和注意事项，以取得老年人的配合	8	未评估 未沟通 沟通不畅	4 4 2
	3.洗手、戴口罩	2	未洗手 未戴口罩	1 1
	4.物品准备：淋浴设施、毛巾1条、浴巾1条、浴液1瓶、洗发液1瓶、清洁衣裤1套、梳子1把、洗澡椅1把；必要时备吹风机1个	5	每少或多一项用物扣1分	1
实施质量标准（75分）	1.对于能够有效沟通的老年人，照护人员再次向老年人解释操作的目的，取得老年人的配合，搀扶老年人进浴室（或用轮椅运送）	5	未沟通 沟通不畅 未协助老年人进浴室	3 1 2
	2.调节水温：先开冷水，再开热水龙头（单个水龙头由冷水向热水一侧调节），调节水温约40℃左右为宜（伸手触水，温热不烫手）	10	调节水温先开热水 水温不适宜	5 5
	3.协助洗浴：协助老年人脱去衣裤（肢体活动障碍的老年人应先脱健侧后脱患侧），协助老年人坐于洗澡椅上，协助老年人双手握住扶手	10	脱衣裤方法错误 未协助老年人坐姿	5 5
	4.清洁头发：叮嘱老年人低头闭眼，用花洒淋湿头发，将洗发液揉搓至泡沫后涂于老年人头发上，双手十指指腹揉搓头发、按摩头皮（力量适中，由发际向头顶部揉搓）。随时观察老年人有无不适。用花洒将头发冲洗干净	10	未指导老年人 未用指腹揉搓按摩 按摩方法不合适 未观察 未冲洗干净	2 2 2 2 2
	5.清洁身体：用花洒淋湿老年人身体，由上至下涂抹浴液，涂擦面部、耳后、颈部、双上肢、胸腹部、背臀部、双下肢，最后擦洗会阴、双脚。用花洒将全身冲洗干净	10	涂抹浴液顺序错误 未冲洗干净	8 2
	6.擦拭水分：用浴巾包裹并擦干身体。毛巾擦干头发	10	未擦干身体 头发未擦干	5 5
	7.更换衣裤：协助老年人更换清洁衣裤（肢体活动障碍的老年人，应先穿患侧后穿健侧），搀扶（或用轮椅运送）老年人回床休息，老年人采取舒适卧位	10	穿衣裤方法错误 未协助回床 未采取舒适卧位	5 3 2
	8.整理用物：清洁浴室，清洁毛巾	5	未清洁 清洁不彻底	3 2
	9.洗手；记录	5	未洗手 未记录 记录不全，每少一项扣1分	2 3 1

表6-3 协助老年人盆浴操作流程及质量控制标准

项目	评分标准	得分	扣分标准	扣分
素质要求 （5分）	1.报告姓名、操作项目，语言流畅，仪表大方，轻盈矫健	2	紧张、不自然，语言不流畅	2
	2.衣帽整洁，着装符合要求	3	衣、帽、鞋不整洁	3
评估、计划质量标准（20分）	1.评估环境：关闭门窗，冬季调节室温至22~26℃。光线充足，适合操作，浴室防滑	5	未评估环境 未关闭门窗 未放置防滑垫	2 2 1
	2.评估老年人：评估老年人营养状态、局部皮肤情况、躯体活动能力、全身状态等，是否适宜盆浴。对于能够有效沟通的老年人，照护人员应询问老年人床号、姓名，了解身体情况，并向老年人讲解操作的目的、方法和注意事项，以取得老年人的配合	8	未评估 未沟通 沟通不畅	4 4 2
	3.洗手、戴口罩	2	未洗手 未戴口罩	1 1
	4.物品准备：盆浴设施、毛巾2条、浴巾1条、浴液1瓶、洗发液1瓶、清洁衣裤1套、梳子1把、座椅1把。必要时备吹风机1个	5	每少或多一项用物扣1分	1
实施质量标准（75分）	1.对于能够有效沟通的老年人，照护人员再次向老年人解释操作的目的，取得老年人的配合，搀扶老年人进浴室（或用轮椅运送）	5	未沟通 沟通不畅 未协助老年人进浴室	3 1 2
	2.调节水温：浴盆中放水1/3~1/2满。水温约40℃左右（手伸进水中，温热不烫手）	10	浴盆过满或过浅 水温不适宜	5 5
	3.协助洗浴：浴盆内放置防滑垫，协助老年人脱去衣裤（肢体活动障碍时，应先脱健侧后脱患侧），搀扶老年人进入浴盆坐稳（需要时将老年人抱入），嘱老年人双手握住扶手或盆沿	10	未放置防滑垫 脱衣裤方法错误 未协助指导坐稳	2 5 3
	4.协助洗头：叮嘱老年人低头闭眼，用花洒淋湿头发，将洗发液揉搓至泡沫后涂于老年人头发上，双手十指指腹揉搓头发、按头皮（力量适中，由发际向头顶部揉搓）。随时观察老年人有无不适。用花洒将头发冲洗干净	10	未指导老年人 未用指腹揉搓按摩 按摩方法不合适 未观察 未冲洗干净	2 2 2 2 2
	5.清洁身体：浸泡身体后放掉浴盆中水，由上至下涂抹浴液，涂擦面部、耳后、颈部、双上肢、胸腹部、背部、双下肢，最后擦洗臀部、会阴及双脚。用花洒将全身浴液冲洗干净	10	涂抹浴液顺序错误 未冲洗干净	8 2
	6.擦拭水分：用浴巾包裹身体，协助老年人出浴盆，擦干身体坐在浴室座椅上，毛巾擦干头发	10	未擦干身体 头发未擦干	5 5
	7.更换衣裤：协助老年人更换清洁衣裤（肢体活动障碍的老年人，应先穿患侧后穿健侧），搀扶（或用轮椅运送）老年人回床休息，老年人采取舒适卧位	10	穿衣裤方法错误 未协助回床 未采取舒适卧位	5 3 2
	8.整理用物：刷洗浴盆，清洁浴室，清洁毛巾	5	未清洁 清洁不彻底	3 2
	9.洗手；记录	5	未洗手 未记录 记录不全，每少一项扣1分	2 3 1

表6-4 老年人床上试浴操作流程及质量控制标准

项目	评分标准	得分	扣分标准	扣分
素质要求（5分）	1.报告姓名、操作项目，语言流畅，仪表大方，轻盈矫健	2	紧张、不自然，语言不流畅	2
	2.衣帽整洁，着装符合要求	3	衣、帽、鞋不整洁	3
评估、计划质量标准（20分）	1.评估环境：关闭门窗，冬季调节室温至22~26℃。光线充足，适宜操作	5	未评估环境 未关闭门窗	3 2
	2.评估老年人：评估老年人营养状态、局部皮肤情况、躯体活动能力、全身状态等是否适宜床上拭浴。对于能够有效沟通的老年人，照护人员应询问老年人床号、姓名，了解身体情况，并向老年人讲解操作的目的、方法和注意事项，以取得老年人的配合	8	未评估 未沟通 沟通不畅	4 4 2
	3.洗手、戴口罩	2	未洗手 未戴口罩	1 1
	4.物品准备：脸盆3个（身体、臀部、脚）（水温40~45℃）、毛巾2条、方巾1条、浴巾1条、浴液1瓶，一次性垫巾1块，清洁衣裤一套，暖水瓶一个，污水桶一个，剪指刀，梳子。必要时备屏风	5	每少或多一项用物扣1分	1
实施质量标准（75分）	1.对于能够有效沟通的老年人，照护人员再次向老年人解释操作的目的，取得老年人的配合	2	沟通不畅	2
	2.备齐用物携至床旁，脸盆内盛装40~45℃温水，合理摆放用物，方便操作；多人同住一室，用围帘或屏风遮挡	3	物品摆放不合理 未隐私保护	1 2
	3.协助老年人脱去衣裤，盖好被子	5	脱衣裤方法错误 未及时盖被	3 2
	4.擦洗脸部：将浴巾搭在枕巾及胸前盖被上，方毛巾浸湿后拧干，横向对折再纵向对折，对折后小毛巾四个角分别擦洗双眼的内眼角和外眼角。洗净方毛巾包裹在手上，倒上浴液依次擦拭额部、鼻部、两颊、耳后、颈部（额部由中间分别向两侧擦洗，鼻部由上向下擦洗，面颊由鼻唇、下巴向左右面颊擦洗，颈部由中间分别向两侧擦洗），洗净方毛巾，同法擦净脸上浴液，再用浴巾擦干脸上水分	5	方毛巾折叠方法错误 擦拭顺序错误 擦拭方法错误 未擦净浴液及水分	1 1 2 1
	5.擦拭手臂：暴露近侧手臂，浴巾半铺半盖于手臂上，方毛巾包手，涂上浴液，打开浴巾由前臂向上臂擦拭，擦手，擦拭后浴巾遮盖，洗净方毛巾同样手法擦净上臂浴液，再用浴巾包裹沾干手臂上的水分。同法擦拭另一侧手臂	4	未及时遮盖 擦拭方法错误 未擦净浴液及水分	1 2 1
	6.擦拭胸部：将老年人被子向下折叠暴露胸部，用浴巾遮盖胸部。洗净方毛巾包裹在手上倒上浴液，打开浴巾由上向下擦拭胸部及两侧，注意擦净皮肤皱褶处（如腋窝、女性乳房下垂部位），擦拭后浴巾遮盖，洗净方毛巾，同法擦净胸部浴液，再用浴巾沾干胸部水分	7	未及时遮盖 擦拭方法错误 未擦净皮肤皱褶处 未擦净浴液及水分	2 2 2 1

续表

项目	评分标准	得分	扣分标准	扣分
实施质量标准（75分）	7.擦拭腹部：老年人盖被向下折至大腿上部，用浴巾遮盖胸腹部。洗净方毛巾包裹在手上倒上浴液，打开浴巾下角暴露腹部，由上向下擦拭腹部及两侧，擦拭后浴巾遮盖，洗净方毛巾，同法擦净腹部浴液，再用浴巾沾干腹部水分	5	未及时遮盖 擦拭方法错误 未擦净浴液及水分	2 2 1
	8.擦拭背部：协助老年人翻身侧卧，背部朝向照护人员。被子上折暴露背臀部。浴巾铺于背臀下，向上反折遮盖背臀部。洗净方毛巾包裹在手上倒上浴液，打开浴巾暴露背部，由腰骶部分别沿脊柱两侧螺旋形向上擦洗全背。分别环形擦洗臀部，擦拭后浴巾遮盖，洗净方毛巾，同法擦净背臀部浴液，再用浴巾沾干背臀部水分	7	翻身侧卧方法错误 未及时遮盖 擦拭方法错误 未擦净浴液及水分	2 2 2 1
	9.擦洗下肢：协助老年人平卧，盖好被子。暴露一侧下肢，浴巾半铺半盖。洗净方毛巾包裹在手上倒上浴液，打开浴巾暴露下肢，另一手扶住下肢的踝部成屈膝状，由小腿向大腿方向擦洗，擦拭后浴巾遮盖，洗净方毛巾，同法擦净下肢浴液，再用浴巾沾干下肢上的水分。同法擦洗另一侧下肢	5	未及时遮盖 擦拭方法错误 未擦净浴液及水分	2 2 1
	10.足部清洗：更换水盆（脚盆）盛装40~45℃温水约1/2满。将老年人被子的被尾向一侧打开暴露双足，取软枕垫在老年人膝下支撑。足下铺一次性垫巾和浴巾，水盆放在浴巾上，将老年人一只足浸于水中，涂拭浴液，专用脚巾擦洗足部（注意洗净脚趾缝），洗后放在浴巾上，同法清洗对侧。撤去水盆，拧干脚巾，擦净双足，再用浴巾沾干足部水分	11	脚盆过满或过浅 水温不适宜 未用软枕 未洗净脚趾缝 未擦净浴液及水分	2 2 3 2 2
	11.擦洗会阴：更换水盆（专用盆），照护人员一手托起老年人臀部，一手铺一次性垫巾和浴巾，将专用毛巾浸湿拧干。女性老年人：擦洗由阴阜向下至尿道口、阴道口、肛门，边擦洗边转动毛巾，清洗毛巾后分别擦洗左右侧腹股沟部位。男性老年人：擦洗由尿道外口、阴茎、包皮阴囊、腹股沟和肛门。随时清洗毛巾，直至清洁无异味。撤去一次性垫巾和浴巾	11	未更换水盆、毛巾 擦拭方法错误 未及时清洗毛巾	4 5 2
	12.协助老年人更换清洁衣裤，帮老年人盖好被子，酌情修剪指甲，梳发	5	未更换清洁衣裤 穿衣裤方法错误 未及时盖被	2 2 1
	13.整理：打开围帘或撤去屏风，整理用物，开窗通风	2	未打开围帘 未开窗通风	1 1
	14.洗手；记录	3	未洗手 未记录 记录不全，每少一项扣1分	1 2 1

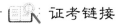

证考链接

身体清洁

任务三　衣物更换

学习目标

知识目标：能正确叙述更衣的意义、老年人穿衣的特点以及如何为老年人选择合适的衣物和鞋袜。

能力目标：能协助老年人更衣，操作熟练，动作轻柔。

素质目标：培养学生专业服务的感召能力，做到情理交融、主动沟通、疾苦共担。

任务导入

刘爷爷，70岁。失能老年人，既往脑梗死后遗症右侧肢体偏瘫卧床多年，左手屈曲，没有办法伸直，左脚也不能弯曲，口齿不清。今日查房，照护人员为刘爷爷翻身时发现尿湿了衣服，照护人员需要根据他的情况为其更换衣服。

任务分析

老年人身体由于脊柱弯曲、关节硬化等生理变化，身体各部位活动不灵活，活动范围减少甚至活动受限。老年人的体质和年轻人差别也较大，所以老年人的着装更要有讲究，正确地为老年人选择衣着，及时为老年人更衣对于提升老年人的舒适度，提升自信，改善健康有很大的帮助，照护人员应根据老年人穿着的特点，为老年人选择合适的衣物，协助老年人更换开襟衣服、穿脱套头上衣、更换裤子。

 知识拓展

一、帮助老年人更衣的重要性及要求

老年人着装不仅要美观、保暖，更要舒适、健康。有些老年人由于年高体弱，自理程度下降，需要照护人员协助穿脱衣裤，掌握快捷适宜的穿脱方法，可

避免老年人受凉，同时可以减轻照护人员的劳动强度。老年人选择合适的服装穿着，不仅感觉舒适，而且会对健康长寿大有益处。老年人穿着应具有实用、舒适、整洁、美观四个特点。

1.实用 衣着有保暖防寒的作用。老年人对外界环境的适应能力较差，许多老年人冬季畏寒，夏季畏热。因此，老年人在穿着上首先要考虑冬装求保暖，夏装能消暑。

2.舒适 穿着应力求宽松舒适，柔软轻便，利于活动。面料选择纯棉制品四季适宜。夏季，真丝、棉麻服装凉爽透气。

3.整洁 衣着整洁不仅使老年人显得神采奕奕，也有利于身体健康。内衣及夏季衣服更应常洗常换。

4.美观 根据老年人自身文化素养和品味，选择素雅、沉稳的老年人服装。款式简洁明快，方便穿着。

二、老年人衣物选择及搭配

1.老年人适宜的袜子 适合老年人穿着的袜子应选择棉质的松口袜子。袜口过紧会导致血液回流不好，出现肿胀不适。袜子应勤换洗，有利于足部健康。

2.老年人适宜的鞋子 老年人应选择具有排汗、减震、安全、柔软、轻巧、舒适等特点的鞋穿着，大小要合适。日常行走可选择有适当垫高后跟的布底鞋，运动时最好选择鞋底硬度适中、有点后跟、前部翘一点的运动鞋。少穿拖鞋，若居室内穿着拖鞋，也应选择长度和高度刚刚将足部塞满的整块鞋面的，后跟在2~3cm的拖鞋为宜。

任务实施与评价

为老年人更换衣服任务实施与评价，见表6-5。

为老年人更换
开襟上衣及裤子
操作视频

表6-5　衣物的更换操作流程及质量控制标准

项目	评分标准	得分	扣分标准	扣分
素质要求（5分）	1.报告姓名、操作项目，语言流畅，仪表大方，轻盈矫健	2	紧张、不自然，语言不流畅	1
	2.衣帽整洁，着装符合要求	3	衣、帽、鞋不整洁	3
评估、计划质量标准（20分）	1.评估环境：关闭门窗，拉上窗帘、围帘保护患者隐私，冬季调节室温至24~26℃。光线充足，适合操作	5	未评估环境	2
			未拉上窗帘、围帘进行隐私保护	3

续表

项目	评分标准	得分	扣分标准	扣分
评估、计划质量标准（20分）	2.评估老年人：营养状态、局部皮肤情况、躯体活动能力、全身状态如有无水肿、有无大小便失禁等	3	未评估	3
	3.沟通 （1）对于能够有效沟通的老年人，照护人员应询问老年人床号、姓名，了解翻身情况，并向老年人讲解操作的目的、方法和注意事项，以取得老年人的配合 （2）对于不能进行有效沟通或低效型沟通的老年人，应主动核对老年人相关信息，耐心解释	5	未沟通 沟通不畅	5 2
	4.洗手、戴口罩	2	未洗手 未戴口罩	1 1
	5.物品准备：老年人清洁的开襟上衣或套头上衣，裤子，如有需要可酌情准备：一次性垫巾、脸盆（温水）、水温计、毛巾、护肤油	5	每少一项用物扣1分	1
实施质量标准（75分）	1.沟通：照护人员耐心向老年人解释操作的目的、更衣时需配合的动作、注意事项等，取得老年人的配合	3	未沟通 沟通不畅	3 1
	2.取卧位（如病情允许，优先安置老年人坐位，其次为卧位）	2	卧位不正确	2
	3.脱开襟上衣 （1）掀开盖被，解开上衣纽扣，脱去健侧上衣衣袖 （2）将患侧上肢放于胸前，健手扶患侧肘部，嘱老年人健侧腿屈膝，照护人员一手扶住老年人肩部，另一手扶住髋部，协助老年人翻身侧卧 （3）检查背部皮肤，掀开老年人背部盖被，检查背部、臀部皮肤是否完好（必要时擦洗背部） （4）将脱下的衣袖塞于老年人身下，协助老年人躺平 （5）将患侧上肢放于胸前，健手扶患侧肘部，在盖被内协助老年人将患侧腿放于健侧腿上，照护人员一手扶住老年人肩部，另一手扶住髋部，协助老年人翻身侧卧	15	翻身方法不正确 未检查背部皮肤 翻身方法不正确	3 3 3
	4.穿开襟上衣 （1）取清洁上衣，协助老年人穿患侧上衣衣袖，拉平上衣背部，其余的塞于老年人身下 （2）协助老年人躺平，将身下的衣服轻轻拉出，协助老年人穿上健侧衣袖 （3）系好衣扣，整理衣服，询问老年人感受	10	方法不正确	5

续表

项目	评分标准	得分	扣分标准	扣分
实施质量标准（75分）	5.脱去裤子 （1）为老年人松开裤带、裤扣 （2）应先脱健侧，后脱患侧。协助老年人身体向患侧倾，将裤子健侧部分向下拉至臀下 （3）再协助老年人身体左倾，将裤子患侧部分向下拉至臀下。 （4）照护人员两手分别拉住老年人两侧裤腰部分向下退至膝部，抬起健侧下肢，退去健侧裤腿。同样方法，退去患侧裤腿	10	顺序错误 方法不正确 方法不正确	5 2 3
	6.清洗外阴：协助老年人暴露会阴部，臀下垫一次性垫巾，协助老年人取健侧卧位，将热水放入专用水盆，测试水温，50~52℃为宜，取小毛巾蘸清水拧至半干，包裹在手上，清洗臀部皮肤，擦干，涂抹肤油。更换清水，测试温度，协助老年人平卧，洗净毛巾，由前向后顺序擦拭阴阜、会阴部及大腿两侧，反复擦洗至清洁无异味，擦干皮肤，抹护肤油，撤去一次性垫巾，协助老年人更换清洁裤子	10	未垫一次性垫巾 未测试水温 裹毛巾手法不正确 擦洗顺序错误	2 2 3 3
	7.穿裤子 （1）取清洁裤子，辨别裤子正反面 （2）照护人员右手从裤管口套入至裤腰开口，轻握老年人患侧脚踝，左手将裤管向老年人大腿方向提拉，对于偏瘫老年人先穿患侧，后穿健侧 （3）照护人员两手分别拉住两侧裤腰部分向上提拉至老年人臀部，协助老年人身体向健侧倾斜，将患侧裤腰部分向上拉至腰部，再一手托起健侧臀部，将裤子健侧部分向上拉至腰部系好裤带、裤扣	15	未辨别正反面 方法不正确 顺序错误 方法不正确	1 2 3 2
	8.整理床单位 （1）被褥平整干燥无褶皱，拉上床挡 （2）和老年人沟通，告知注意事项	2	未整理床单位置 未询问老年人感受	1 1
	9.洗手：照护人员洗净双手	3	未洗手	3
	10.记录：内容包括更衣时间，局部皮肤情况（潮湿、压红，压红消退时间、水泡、破溃、感染等），发现异常及时报告	5	未记录 记录不全，每少一项扣1分	5 1

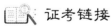 证考链接

衣物的更换

任务四　压力性损伤预防

任务导入

　　李奶奶，80岁。身高160cm，体重70kg。三个月前因头痛3小时入院，行颅脑CT显示右侧内囊梗死，后经抗凝治疗，病情好转。出院后转入康养中心继续康复治疗，左侧肢体上下肢肌力Ⅰ级，自主活动受限，可坐轮椅活动。平时饮食正常，大小便控制正常，精神可，睡眠质量一般，无药物及食物过敏史，无吸烟饮酒史，患侧肢体皮肤干燥、弹性较差，既往高血压15年，最高血压170/100mmHg，长期口服"硝苯地平"治疗。根据李奶奶的情况，照护人员对其实施压力性损伤的预防措施。

任务分析

一、压力性损伤危险因素评估

　　卧床老年人最易出现的皮肤问题是压力性损伤。因此，要对老年人进行压力性损伤危险因素的评估，根据Waterlow压力性损伤评估量表，判断老年人是否有发生压力性损伤的危险。

表6-6　Waterlow压力性损伤评估量表

条目	得分
1.体型：肥胖（体重＞标准体重×1.2）	2
2.控便能力：完全控制	0
3.皮肤类型：患侧皮肤干燥、弹性略差	1
4.年龄：80岁（75~80）	4
5.性别：女	2

续表

条目	得分
6.移动度：坐轮椅	5
7.饮食：良好	0
8.组织：正常	0
9.神经缺陷：脑血管意外、瘫痪	6
10.手术：无	0
11.特殊用药：无	0
总分	20

注：Waterlow压力损伤评估量表临界值为10分及以上，危险为10~14分，高危为15~19分，极高危为≥20分。

二、压力性损伤预防

绝大多数压力性损伤是可以预防的，照护人员在工作中应给老年人勤翻身，避免局部长时间受压，勤换内衣及被服，保持皮肤清洁，严格检查老年人皮肤情况，认真执行照护措施，最大限度减少压力性损伤的发生。照护人员需掌握预防老年人发生压力性损伤观察要点和方法等知识，以及为卧床老年人翻身的服务技能。

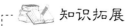 知识拓展

一、压力性损伤的定义

压力性损伤又称压疮，是指身体局部组织长时间受压，血液循环障碍，局部组织持续缺血、缺氧、营养缺乏而致的局限性组织损伤。可以保护骨隆突处的软组织，避免长期受压，交替解除压迫是预防压力性损伤最重要的方法。

二、预防压力性损伤的观察要点

根据老年人不同的卧位，为卧床老年人翻身时重点评估骨隆突处和受压部位皮肤情况。检查老年人皮肤温度，有无潮湿、红斑及红斑范围及消退时间；水疱、硬结、破溃、感染等。了解老年人皮肤营养状况，如皮肤弹性、皮下脂肪、肌肉等。了解老年人机体活动情况和有无感觉障碍等。了解老年人全身状态，如有无体温过高、大小便失禁、水肿及急性应激等。

三、预防压力性损伤发生的方法

1.评估　评估老年人营养状态、局部皮肤状态，了解压力性损伤的危险因素。

2.减少老年人局部受压

（1）定时翻身：对活动能力受限或卧床的老年人定时被动变换体位。翻身间隔时间应根据老年人病情及受压处的皮肤情况决定，一般间隔2小时翻身一次，必要时，间隔30分钟至1小时翻身一次。受压皮肤在解除压力30分钟后，压红不消退者，缩短翻身时间。

（2）使用减压工具：长期卧床老年人可以使用交替式充气床垫，使身体受压部位交替着力。也可以使用楔形海绵垫垫于老年人腰背部，使老年人身体偏向一侧，与床铺成30°角。

（3）长期坐轮椅的老年人：轮椅座位上需增加4~5cm厚的海绵垫，并且每15分钟抬起身体一次，变换坐位身体着力点。

（4）关节骨隆突处的压疮预防：可在一侧肢体两关节之间肌肉丰富的部位加软枕。骨隆突处皮肤可使用透明贴膜或者减压贴膜保护局部减压。

3.皮肤保护

（1）清洁皮肤：用温水清洗皮肤，保持皮肤清洁无汗液，大小便后及时清洗局部。清洗时不要应用刺激性大的碱性肥皂，可用清水或弱酸性沐浴露，最好采用冲洗的方法，不要用力揉搓。

（2）加强护肤：清洗后皮肤可涂擦润肤乳液预防干燥。清洁后的皮肤不要使用粉剂，避免出汗后堵塞毛孔。大小便失禁老年人，肛周清洗后涂油剂保护。

4.加强患者营养　摄取高热量、高蛋白、高纤维素、高矿物质饮食。必要时，少食多餐。

5.勤更换内衣及被服　卧床老年人应选择棉质、柔软、宽松的内衣穿着，吸汗且不刺激皮肤。内衣及被服每周更换，一旦潮湿应立即更换。并要保持床铺清洁、干燥、平整。

任务实施与评价

压力性损伤的预防任务实施与评价，见表6-7。

压力性损伤的
预防操作视频

表6-7　压力性损伤的预防操作流程及质量控制标准

项目	评分标准	得分	扣分标准	扣分
素质要求（5分）	1.报告姓名、操作项目，语言流畅，仪表大方，轻盈矫健	2	紧张、不自然，语言不流畅	1
	2.衣帽整洁，着装符合要求	3	衣、帽、鞋不整洁	1

续表

项目	评分标准	得分	扣分标准	扣分
评估、计划质量标准（20分）	1.评估环境：关闭门窗，拉上窗帘、围帘保护患者隐私，冬季调节室温至24~26℃。光线充足，适合操作	5	未评估环境 未拉上窗帘、围帘进行隐私保护	2 3
	2.评估老年人：评估老年人营养状态、局部皮肤情况、躯体活动能力、全身状态如有无水肿、有无大小便失禁等	3	未评估	3
	3.沟通：对于能够有效沟通的老年人，照护人员应询问老年人床号、姓名，了解翻身情况，并向老年人讲解操作的目的、方法和注意事项，以取得老年人的配合	5	未沟通 沟通不畅	5 2
	4.洗手、戴口罩	2	未洗手 未戴口罩	1 1
	5.物品准备：软枕数个、脸盆（盛温水）、毛巾、翻身记录单、笔，必要时备床挡	5	每少或多一项用物扣1分	1
实施质量标准（75分）	1.沟通：对于能够有效沟通的老年人，照护人员再次向老年人解释操作的目的、翻身时需要配合的动作以及注意事项等，取得老年人的配合	10	未沟通 沟通不畅	10 3
	2.协助卧床老年人翻身 （1）根据老年人身体情况，协助其摆放舒适的体位。掀开被角，将老年人近侧手臂放于枕边，远侧手臂放于胸前（对于偏瘫患者，将患肢放于胸前，健手握住患肢肘部） （2）在盖被内将远侧下肢搭在近侧下肢上 （3）照护人员双手分别扶住老年人的肩膀和髋部向近侧翻转，使老年人呈侧卧位 （4）双手环抱住老年人的臀部移至床中线位置，使老年人面部朝向照护人员	35	上肢肢体位置放置不正确 暴露过多，未注意保暖 下肢肢体位置放置不正确 照护人员双手位置放置不正确 未将老年人臀部移至中线位置 移动过程出现拖、拉现象	5 5 5 5 5 5
	3.放置软枕 （1）在老年人胸前放置软枕，上侧手臂搭于软枕上。小腿中部垫软枕。保持体位稳定舒适 （2）询问老年人的感受	10	操作不当 未询问老年人感受	5 5
	4.整理床单位 （1）被褥平整干燥无褶皱，拉上床挡 （2）和老年人沟通，告知注意事项	10	未整理床单位，未拉上床挡 未告知老年人注意事项	5 5
	5.洗手：照护人员洗净双手	5	未洗手	5
	6.记录：内容包括翻身时间、体位、皮肤情况（潮湿，压红，压红消退时间、水疱、破溃、感染等），发现异常及时报告	5	未记录 记录不全，每少一项扣1分	5 1

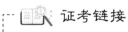 证考链接

压力性损伤的预防

项目七　排泄照护

排泄是指人体通过各种生理过程将废物和代谢产物从体内排出的过程，需要多系统和器官参与。排泄对于人体的健康至关重要。它能够清除废物、维持水电解质平衡、排除毒素和药物代谢产物，并与免疫功能密切相关。通过正常的排泄过程，人体能够保持内部环境的稳定和正常的生理功能。

因为老化，人体的排泄过程会出现功能减退，老年人往往存在排泄异常。因此，照护人员应仔细观察，根据老年人的不同情况，采取适当的照护措施，提高老年人的生活质量。

任务一　如厕照护

▶▶ 学习目标

知识目标：能正确叙述什么是尿失禁和便秘；排泄异常的危害；如何预防排泄异常。

能力目标：能运用所学知识对如厕老年人进行帮助，操作熟练，动作轻柔。

素质目标：培养学生专业服务的感召能力，做到情理交融、主动沟通、疾苦共担。

任务导入

张奶奶，79岁。阿尔茨海默病患者，大小便失去部分自控能力，因家庭成员无能力照顾送至社区日间照料中心。照护人员了解老年人的病情后，定时提醒引导老年人如厕大小便。现在老年人已经吃完午餐，照护人员帮助张奶奶上卫生间如厕。

任务分析

人体的排泄途径有皮肤、呼吸道、消化道及泌尿道，而消化道和泌尿道是最主要的排泄途径，即排便和排尿。排便是反射动作，当粪便充满直肠刺激肠壁而产生便意。如环境许可，大脑皮质即发出冲动使排便中枢兴奋增强，产生排便反射，促进粪便排出体外。排尿是尿液在肾脏生成后经输尿管而暂贮于膀胱中，贮存到一定量后，一次地通过尿道排出体外的过程。排尿是受中枢神经系统控制的复杂反射活动。老年人的排便、排尿由于胃肠或泌尿系统的功能减弱或疾病状态，常发生排泄异常，如便秘、粪便嵌塞、腹泻、尿失禁、尿潴留等。

排泄异常对大多数老年人的生命无直接影响，但可造成皮肤糜烂，身体异味，反复感染，严重影响生活质量，是老年人孤僻、抑郁的原因之一。根据尿失禁问卷简表（ICIQ-SF）（表7-1）判断老年人是否有排泄异常。

表7-1　尿失禁问卷简表（ICIQ-SF）

1.您漏尿的次数（在□内打√）

□ 从来不漏尿	0
□ 一星期大约漏尿1次或经常不到1次	1
□ 一星期漏尿2次或3次	2
□ 每天大约漏尿1次	3
□ 一天漏尿数次	4
□ 一直漏尿	5

2.我们想知道您认为自己漏尿的量是多少？在通常情况下，您的漏尿量是多少？（不管您是否使用了防护用品）（在□内打√）

□ 不漏尿	0
□ 少量漏尿	2
□ 中等量漏尿	4
□ 大量漏尿	6

3.总体上看，漏尿对您日常生活影响程度如何？
请在0（表示没有影响）~10（表示有很大影响）之间的某个数字上画圈

0　　1　　2　　3　　4　　5　　6　　7　　8　　9　　10

1~3题总分：　　分

4.什么时候发生漏尿？
（请在与您情况相符合的□打√）
□ 从不漏尿
□ 未能到达厕所就会有尿液漏出
□ 在咳嗽或打喷嚏时漏尿
□ 在睡着时漏尿
□ 在活动或体育运动时漏尿
□ 在小便完和穿好衣服时漏尿
□ 在没有明显理由的情况下漏尿
□ 在所有时间内漏尿

注：评分标准：0分，无症状；1~7分，轻度尿失禁；8~14分，中度尿失禁；15~21分，重度尿失禁。

排泄异常预防

排泄异常最大的危害就是导致皮肤溃烂，压疮发生，继发感染，腹部不适，食欲降低及恶心，全身症状有头晕、头痛、乏办、焦虑、坐卧不安等。应引起照护人员高度重视。排泄物弄脏的衣裤、床单要勤换，老年人排便后要用温水清洗、擦干局部，必要时局部涂凡士林或鞣酸软膏以防皮肤损伤。密切观察会阴部和受压部位皮肤变化，并注意勤翻身。

 知识拓展

一、便秘

1.定义　便秘是指排便困难，排便次数每周少于3次且粪便干结，便后无畅快感。便秘是老年人的常见症状，随着年龄的增长而加重，其发生率为5%~30%，长期卧床老年人可高达80%，严重影响老年人的生活质量。

2.观察要点

（1）生理因素：老年人进食量和体力活动明显减少，胃肠道分泌消化液减少，肠管的张力和蠕动减弱，食物在肠内停留时间过久，导致水分过度吸收而引起便秘。

（2）饮食习惯：膳食纤维摄入不足、喜食辛辣食物、饮水过少等。

（3）生活方式：久坐不动、缺乏活动，生活起居无规律，没有养成良好的排便习惯。

（4）心理因素：精神抑郁等精神异常容易发生便秘。

3.预防便秘

（1）定时排便：早餐后、用餐后1小时或临睡前按时蹲厕；排便时取坐位，勿用力过猛；保证良好的排便环境，便器应清洁而温暖。

（2）指导使用辅助器：为体质虚弱的老年人面前放置椅背，指导老年人在坐便时把脚踩在小凳子上等。

（3）用药护理：指导老年人选择合适的药物，如老年体弱、高血压、心力衰竭、痔、疝等老年人宜用液状石蜡、麻仁丸等作用温和的药物。老年人可用简易通便剂，如开塞露、甘油栓、肥皂栓等，达到通便效果。严重便秘者必要时给予人工取便或灌肠。

（4）适当运动和锻炼：①参加一般运动：老年人可适当参加体育锻炼，如散步、慢跑、太极拳等。②腹部按摩：取仰卧位，用手掌从右下腹开始沿顺时针向上、向左、再向下至左下腹，按摩至左下腹时应加强力度，每次5~15圈，每天

2~3次，站立时亦可。③收腹运动和肛提肌运动：收缩腹部与肛门肌肉10秒后放松，重复训练数次。④卧床锻炼：躺在床上，将一条腿屈膝抬高到胸前，每条腿练习10~20次，每天3~4次。

（5）调整饮食习惯：多饮水，保证每天饮水量2000~2500ml，清晨空腹饮一杯温开水。摄入足够富含膳食纤维及维生素B的食物。减少饮用浓茶或含咖啡因的饮料，禁食生冷、辛辣及煎炸刺激性食物。

二、尿失禁

1.定义　尿失禁是指由于膀胱括约肌的损伤或神经功能障碍而丧失排尿自控的能力，使尿液不受主观控制而自尿道口溢出或流出的状态。

2.观察要点

（1）真性尿失禁：老年人患有严重脑动脉硬化、脑血管意外、颅脑肿瘤、脑内感染等疾病时，大脑皮质控制功能降低或失去控制功能，则会发生尿失禁。有关统计显示约80%的老年人尿失禁属于此类。

（2）充盈性尿失禁：由于前列腺增生肥大、尿道狭窄、膀胱结石、膀胱颈肿瘤或直肠内粪块嵌塞等引起下尿路梗阻，膀胱内积存尿液过多使膀胱过度膨胀，膀胱松弛收缩困难或环境不允许正常排尿时，尿液被迫呈点滴状外溢。

（3）压力性尿失禁：因为老化的因素，膀胱颈括约肌松弛，此时若有腹部压力增高，膀胱内压力超过膀胱出口及尿道阻力，即可使尿液外溢。如咳嗽、喷嚏、大笑、腹肌收缩、快步走等增加腹部压力时则发生尿失禁，多见于肥胖和多次生育的老年女性。

（4）急迫性尿失禁：指老年人有排尿感，但不能控制排尿。泌尿系统炎症可以引起逼尿肌反射，使膀胱逼尿肌收缩而产生急迫性尿失禁，这种尿失禁是暂时性的，待炎症控制后尿失禁状况也会好转。

3.预防尿失禁

（1）生活方式干预：如合理膳食、规律运动、减轻体重、禁烟等。

（2）盆底肌肉训练：指导老年人取坐位或卧位试做排便动作，先慢慢收缩肌肉，然后再慢慢放松，每次10秒左右，连续10次，每次锻炼20~30分钟，每日数次，以感觉不疲乏为宜。

（3）膀胱功能训练：嘱咐老年人白天每小时饮水150~200ml，有急迫性尿意感时如厕排尿；自行控制排尿，2小时没有尿失禁现象，则可将排尿间隔延长30分钟，直到将排尿时间逐渐延长至3~4小时。

（4）皮肤护理：每日用温水擦洗，保持会阴部皮肤清洁干燥，预防压疮等皮肤问题的出现。

（5）心理护理：从老年人的角度思考及处理问题，尊重理解老年人，给予安慰和鼓励，增强老年人应对尿失禁的信心，减轻老年人的焦虑情绪。

任务实施与评价

如厕照护任务实施与评价，见表7-2。

如厕照护操作
视频

表7-2 如厕照护操作流程及质量控制标准

项目	评分标准	得分	扣分标准	扣分
素质要求（5分）	1.报告姓名、操作项目，语言流畅，仪表大方，轻盈矫健	2	紧张、不自然，语言不流畅	1
	2.衣帽整洁，着装符合要求	3	衣、帽、鞋不整洁	3
评估、计划质量标准（20分）	1. 评估环境：关闭门窗，拉上窗帘，冬季调节室温至24～26℃。光线充足，地面无障碍物或积水，坐便器坐垫完好无破损	5	未关闭门窗、拉上窗帘 未评估室温 未评估地面 未对坐便器进行评估	1 1 1 2
	2. 评估身体状况，行走能力，询问是否需要排便	6	未评估身体状况 未评估行走能力 未询问排便需求	2 2 2
	3. 对于能够有效沟通的老年人，照护人员应询问老年人床号、姓名，并向老年人讲解操作的目的、方法和注意事项，以取得老年人的配合	5	未沟通 沟通每少一项扣1分 沟通不畅	5 1 2
	4. 洗手、戴口罩	2	未洗手 未戴口罩	1 1
	5. 物品准备：卫生纸、记录单	2	每少一项用物扣1分	1
实施质量标准（75分）	1.沟通：对于能够有效沟通的老年人，照护人员再次向老年人解释操作的目的、取得老年人的配合	5	未沟通 沟通不畅	5 2
	2.协助进卫生间：帮助老年人下床，并由照护人员搀扶进卫生间，拉好隔帘，注意保护隐私	5	未注意保护患者隐私	5
	3.脱裤：照护人员上身抵住年人，一手扶老年人的腋下，另一手协助老年人脱下裤子	10	操作不当 未询问老年人感受	5 5
	4.协助坐在坐便器上：照护人员双手扶住老年人腋下，协助老年人坐在便器上，嘱老年人坐稳，手扶于身旁支撑物	10	未嘱老年人扶好扶手	5
	5.擦肛门：老年人便后由照护人员协助擦净，照护人员将卫生纸绕在手上，把手绕至臀后，从前至后擦肛门	10	擦拭肛门方法未按照从前往后	5

续表

项目	评分标准	得分	扣分标准	扣分
实施质量标准（75分）	6.穿裤：老年人由照护人员协助起身，并由照顾人员协助穿好裤子	10	未询问老年人感受	5
	7.协助洗手：照护人员搀扶老年人到洗手盆旁进行洗手，并帮助其擦干	10	未协助老年人洗手并擦干	10
	8.协助回床：照护人员协助老年人回床，帮助老年人躺好，整理床单位，询问老年人有无不适	5	未询问老年人感受 未整理床单位置	2 3
	9.洗手：照护人员洗净双手	5	未洗手	5
	10.记录：排便的时间、次数，以及排便量、大便颜色、性状。发现异常及时报告	5	未记录 记录不全，每少一项扣1分	5 1

 证考链接

如厕照护操作视频

任务二　床上便器使用

学习目标

知识目标：掌握异常粪便、异常尿液的评估观察。

能力目标：能熟练完成床上便器的使用，动作轻柔。

素质目标：尊重老年人，具有爱心、责任心和严谨的工作态度。

任务导入

李爷爷，70岁。意识清醒，能控制大小便，能与他人进行沟通，一周前因摔倒致髋关节损伤，行髋关节内固定，不能下床活动，需要照护人员为其准备便器在床上大小便，但李爷爷由于排便习惯、排便环境改变，不愿意在床上大小便，现在李爷爷需要大小便，请照护人员给予李爷爷耐心地解释并帮助他在床上使用便器。

任务分析

由于疾病、运动功能减退等原因导致不能下床如厕的老年人，照护人员需帮助和指导他们在床上使用便器以满足排泄需求。同时，照护人员在帮助老年人进行床上排泄时，要做好隐私保护，避免老年人处于紧张、焦虑、恐惧的情境；在为老年人使用便盆时，避免出现拖拉拽的动作，以免损伤老年人的皮肤；在为老年人擦拭肛门时要按照从前往后的顺序进行，避免出现泌尿系统的感染；照护人员要注意观察尿、便的性质、量有无异常，如有异常及时通知医护人员。

 知识拓展

一、粪便异常的观察

1.次数与量 成人排便频率为每日1~2次。成人排便超过每日3次或少于每周3次，且形状改变，称为排便异常。便秘时排便次数减少，急性肠炎时排便次数增多。

2.形状 正常粪便为成形软便。便秘时粪便坚硬呈粟子样；消化不良或急性肠炎时排稀便或水样便；直肠、肛门狭窄或肠道部分梗阻时排出粪便为扁条状或带状。

3.颜色 正常粪便呈黄褐色。柏油样便提示上消化道出血；暗红色便见于下消化道出血；白陶土色便见于胆道完全阻塞；果酱样便见于肠套叠、阿米巴痢疾；粪便表面粘有鲜红色血液见于痔疮、肛裂、直肠息肉；白色"米泔水"便见于霍乱、副霍乱。

4.气味 粪便的气味是由细菌作用的产物引起的。粪便呈酸臭味见于消化不良；腐臭味见于下消化道溃疡、肠癌；腥臭味见于上消化道出血。

二、尿液异常的观察

1.尿量 成人日间排尿3~5次，夜间0~1次，尿量每次200~400ml，24小时1000~2000ml。尿量的异常有多尿、少尿和无尿。

（1）多尿：24小时尿量超过2500ml者。见于糖尿病、尿崩症、急性肾功能不全等。

（2）少尿：24小时尿量少于400ml或每小时尿量少于17ml者。见于发热、液体摄入过少、休克等血容量不足及心、肝、肾衰竭等。

（3）无尿：24小时尿量少于100ml或12小时内无尿者。见于严重休克、急性肾衰竭、药物中毒等。

2.颜色 正常新鲜尿液呈淡黄色，服用核黄素或食用大量胡萝卜，尿液呈深黄色。在病理情况时，尿色有以下变化。

（1）血尿：尿液中含有一定量的红细胞，呈淡红色、洗肉水色或混有血凝块，颜色的深浅与所含红细胞的数量有关。见于急性肾小球肾炎、泌尿系统肿瘤、结核及感染、肾或泌尿道结石。

（2）血红蛋白尿：尿液中含有一定量的血红蛋白，呈浓茶色、酱油色。见于溶血、恶性疟疾和阵发性睡眠性血红蛋白尿。

（3）胆红素尿：尿液中含有胆红素，呈深黄色或黄褐色，尿液振荡后泡沫也呈黄色。见于阻塞性黄疸和肝细胞性黄疸。

（4）乳糜尿：尿液中含有淋巴液，呈乳白色。常见于丝虫病。

3.透明度 正常新鲜尿液澄清、透明，久置后轻度浑浊。发生泌尿系统感染时，由于尿液中含有大量脓细胞、红细胞、上皮细胞、细菌或炎性渗出物，新鲜尿液即呈白色絮状浑浊，加热、加酸或加碱后，浑浊不消失。

4.气味 正常尿液气味来自尿内的挥发性酸。久置后因尿素分解产生氨，尿液有氨臭味；泌尿系感染时新鲜尿液即有氨臭味；糖尿病酮症酸中毒时尿液呈烂苹果味。

任务实施与评价

床上便器的使用任务实施与评价，见表7-3。

床上便器的使用
操作视频

表7-3 床上便器使用操作流程及质量控制标准

项目	评分标准	得分	扣分标准	扣分
素质要求（5分）	1.报告姓名、操作项目，语言流畅，仪表大方，轻盈矫健	2	紧张、不自然，语言不流畅	1
	2.衣帽整洁，着装符合要求	3	衣、帽、鞋不整洁	3
评估、计划质量标准（20分）	1.评估环境：清洁、安静，关闭门窗，遮挡屏风，冬季调节室温至24~26℃，光线充足	5	未评估环境	5
	2.评估老年人腰部活动情况、躯体活动能力等	3	未评估	3
	3.沟通：询问老年人是否需要排便，向老年人说明排便时需要配合的动作，取得配合	5	未沟通 沟通不畅	5 2
	4.洗手、戴口罩	2	未洗手 未戴口罩	1 1
	5.物品准备：便盆（内放卫生纸）、便盆垫、一次性垫巾、一次性薄膜手套、卫生纸、尿壶（男性），必要时备屏风、水盆、毛巾、水温计	5	每少或多一项用物扣1分	1
实施质量标准（75分）	1.沟通：向老年人解释排便时需要配合的动作，取得老年人的配合	5	未沟通 沟通不畅	5 2

续表

项目	评分标准	得分	扣分标准	扣分
实施质量标准（75分）	2.安置体位：协助老年人取仰卧位，掀开下身盖被放于老年人的对侧，注意保暖。一手托起老年人的臀部，另一手将一次性垫巾垫于老年人腰及臀下。脱裤至膝部，协助老年人两腿屈膝，如肢体活动障碍，在膝下垫软枕，保持体位稳定	20	未进行隐私保护 身体暴露过多，未注意保暖	10 5
	3.便器的使用 （1）便盆的使用 1）放置便盆：一手托起老年人臀部，一手将便盆放于臀下，臀部抬高20~30cm，便盆开口朝向足部。如果老年人的腰部不能抬起，应先协助老年人翻身侧卧，在腰部放软枕，将便盆扣于臀部，再协助平卧，最后调整便盆位置 2）排尿：排便过程中老年人如需排尿，为防止尿液飞溅，将卫生纸盖在女性会阴上；男性需使用尿壶，膝盖并拢。为防止老年人着凉，注意保暖 3）取出便盆：嘱老年人双腿用力将臀部抬起，照护人员一手抬起老年人腰骶部，一手取出便盆。臀部不能抬起的老年人，可一手扶住便盆，一手帮老年人侧卧，取出便盆 4）擦净肛门：照护人员用卫生纸从前至后擦净肛门，污物较多者反复擦2~3次。必要时用温水清洗肛门或使用湿毛巾擦洗并擦干 （2）尿壶的使用：如老年人仅需排尿，照护人员应协助老年人排尿 1）男性老年人取侧卧位，膝盖并拢，面向照护人员。照护人员将阴茎插入尿壶的接尿口，手握把手固定尿壶。阴茎不易插入者，照护人员应戴一次性手套将其插入 2）女性老年人取屈膝仰卧位，双脚稍分开。照护人员将尿壶的开口边缘紧贴会阴部，将卫生纸盖在会阴部，防止尿液飞溅 3）排尿后撤下尿壶	35	使用前未检查便盆，便盆破损 便盆放置方向错误 未将臀部完全抬起，出现拖拉拽 女性排尿在会阴部未放卫生纸 未采取保暖措施 擦拭肛门方法不正确 擦拭不干净 尿壶使用方法错误	5 5 5 2 5 3 5 5
	4.协助老年人穿好裤子，整理床单位	5	未协助老年人穿好裤子 未整理床单位	3 2
	5.开窗通风，倒掉污物，清洗坐便器或坐便椅	3	未及时处理污物	3
	6.协助老年人洗手，照护人员洗净双手	2	未洗手	2
	7.记录排便、排尿的次数、量、颜色等，发现异常及时报告	5	未记录 记录不全，每少一项扣1分	5 1

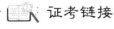 证考链接

床上便器的使用

任务三　纸尿裤更换

▶▶ 学习目标

　　知识目标：能正确叙述尿失禁的类型；老年人发生尿失禁的危险因素；如何进行健康指导。

　　能力目标：纸尿裤的更换操作熟练，动作轻柔。

　　素质目标：具有爱心、责任心，能够维护老年人的尊严。

任务导入

　　马奶奶，84岁。为中度认知障碍（阿尔茨海默病），有大小便失禁。住在某养老院。某天傍晚时分，照护人员小王要陪马奶奶到庭院里散步，她需要为马奶奶更换纸尿裤。

任务分析

　　对于大小便失禁并能够自行下床活动的老年人，可以使用纸尿裤。一旦发现纸尿裤渗湿，照护人员应及时更换，以保持会阴部的清洁和皮肤干燥，防止皮肤浸渍和压疮发生。

任务实施与评价

　　纸尿裤的更换任务实施与评价，见表7-4。

纸尿裤的更换
操作视频

表7-4　纸尿裤的更换操作流程及质量控制标准

项目	评分标准	得分	扣分标准	扣分
素质要求 （5分）	1.报告姓名、操作项目，语言流畅，仪表大方，轻盈矫健	2	紧张、不自然，语言不流畅	1
	2.衣帽整洁，着装符合要求	3	衣、帽、鞋不整洁	3
评估、 计划质 量标准 （20分）	1.评估环境：关闭门窗，拉上窗帘、围帘，冬季调节室温至24~26℃，光线充足，适合操作	5	未评估环境 未拉上窗帘、围帘进行隐私保护	3 2
	2.评估老年人的意识状态、自理能力及心理需求、皮肤状况等	3	未评估	3
	3.对于能够有效沟通的老年人，照护人员询问老年人的床号、姓名，并向其解释更换纸尿裤的目的，以取得老年人的配合	5	未沟通 沟通不畅	5 2

续表

项目	评分标准	得分	扣分标准	扣分
评估、计划质量标准（20分）	4.洗手、戴口罩	2	未洗手 未戴口罩	1 1
	5.物品准备：一次性纸尿裤，卫生纸，水盆，毛巾	5	每少或多一项用物扣1分	1
实施质量标准（75分）	1.沟通：携用物至床旁，对于能够有效沟通的老年人，照护人员应询问老年人床号、姓名，并再次解释更换纸尿裤的目的，取得老年人的配合	5	未沟通 沟通不畅	5 2
	2.脱纸尿裤：协助老年人取平卧位，脱下裤子，上半身用浴巾盖好，解开尿裤粘扣，展开两翼至老年人身体两侧，将纸尿裤前片从两腿间后撤	10	动作粗暴 未注意保暖	2 5
	3.观察纸尿裤上排泄物的性质、量、颜色及气味，将污染的纸尿裤内面对折于臀下	10	未观察纸尿裤上排泄物的情况	10
	4.检查会阴皮肤情况并擦拭 （1）检查会阴皮肤情况 （2）戴薄膜手套，用卫生纸擦拭分泌物 （3）浸湿毛巾并试温，由前往后擦拭会阴部，再用干毛巾擦干会阴部	10	未检查会阴部皮肤 未测试水温 未询问老年人感受 擦拭顺序不对	2 4 2 2
	5.检查臀部情况并擦拭 （1）协助老年人侧卧 （2）检查臀部皮肤情况，用卫生纸擦拭臀部分泌物 （3）浸湿毛巾并试温，擦拭臀部，再用干毛巾擦干臀部	10	未检查臀部皮肤 未测试水温	5 5
	6.更换清洁纸尿裤：撤下污染纸尿裤，检查清洁纸尿裤，帮老年人穿上干净纸尿裤	15	动作粗暴	10
	7.整理 （1）整理老年人衣物，整理床单位 （2）和老年人沟通，告知注意事项	10	未整理床单位 未询问老年人感受	5 5
	8.洗手，记录更换纸尿裤的时间，排泄物的量、颜色、性质及皮肤情况（湿疹、压疮、破溃、感染等），发现异常及时报告	5	未洗手 未记录 记录不全，每少一项扣1分	2 3 1

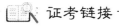 证考链接

纸尿裤的更换

项目八 舒适与睡眠照护

睡眠是人类不可缺少的一种生理现象，是各种休息中最重要、最自然的方式，也是老年人的基本生理需要。充足良好的睡眠，可以使老年人精力和体力得以恢复，维持老年人的身心健康至关重要。照护人员要掌握老年人睡眠的有关知识，能为老年人布置良好睡眠环境，为睡眠障碍的老年人做好睡眠照护，提高老年人的睡眠质量。

任务一 睡眠环境布置

学习目标

1. 知识目标：熟知老年人睡眠的生理特点及对睡眠条件的要求。
2. 能力目标：能为老年人布置满意舒适的睡眠环境，使睡眠质量明显改善。
3. 素质目标：培养照护人员对老年人的细心、耐心和责任心。

任务导入

王奶奶，69岁。身体健康，精神状态良好，早上查房发现王奶奶仍卧床休息，精神紧张、全身疲乏，反映昨晚睡眠不佳。照护人员要了解王奶奶对睡眠环境的要求，尽量满足王奶奶的睡眠习惯需求，为其创造良好的睡眠环境。

任务分析

老年人是否能够获得良好睡眠受多种因素影响，重点是环境因素的影响和老年人良好睡眠习惯的养成。改善睡眠环境，教会老年人养成良好睡眠习惯，可提高老年人的睡眠质量，促进老年人身心健康。能熟知老年人的睡眠特点及对睡眠环境的要求。

 知识拓展

一、老年人睡眠特点

个体对睡眠时数的需要，因人而异。睡眠受年龄、个体健康状况、性格等多种因素影响。老年人的睡眠特点为早睡、早醒，中途觉醒较多。成年人睡眠要求一般需要7~9小时，老年人由于新陈代谢减慢，减少1~3小时。浅睡眠时间逐渐增加，深睡眠时间逐渐减少，年龄越大睡眠越浅。最佳睡眠时间为晚9点至次晨5点。

二、老年人对睡眠条件的要求

（一）环境适宜

1.老年人的体温调节能力差，对温度的敏感性变差，老年人睡眠环境的温、湿度要求：夏季室内温度保持在22~25℃，湿度55%~65%；冬季室内温度保持在18~22℃，湿度50%~60%为宜。

2.老年人睡眠易受声、光、温度等外界因素，以及身体疾病产生症状的干扰。夜间睡眠容易觉醒，居住环境要保持安静，照护人员夜间操作及巡视做到走路轻、操作轻、关门轻、说话轻。

3.老年人居住环境光线要暗，墙壁颜色要淡雅；深色窗帘，打开夜间地灯，关闭房间大灯。在老年人入睡前通风换气，保证室内空气清新，使老年人感觉呼吸顺畅。

4.老年人居室设备简单实用，靠墙摆放，转角选择弧形，起夜老年人注意安全。卫生间尽量靠近卧室，坐便器设有扶手，地面铺防滑砖。

（二）床铺、被服舒适

1.床铺高度根据老年人身高适度调整，以适宜老年人上下床为宜；床铺硬度适中，以保证脊椎维持正常生理曲线。

2.被服柔软、保温、宜轻不宜重。

3.调整枕头舒适高度为6~9cm，也可随老年人习惯适当调整。枕头不易太高或太低，过高容易出现头部供血不足，导致脑缺氧、打鼾或落枕；过低则头部充血，造成眼睑或颜面水肿。

任务实施

睡眠环境布置操作流程：

（一）操作前准备

1.照护人员准备 照护人员仪表端庄，着装整洁，修剪指甲，洗手。

2.物品准备 手消毒液、记录单、笔，必要时备毛毯。

3.核对信息 采用合理的方式有效核对老年人信息。

4.评估

（1）评估环境：环境清洁、安静、舒适、安全。

（2）评估老年人：老年人的意识状态、自理能力及身体状况，睡眠环境情况等。

5. 老年人准备　排便、排尿、洗漱完毕。

（二）实施

1. 睡前通风　睡前将老年人卧室窗户打开，通风10分钟，然后关闭窗户。

2. 调节温湿度　调节室内空调或暖气开关，调整温湿度，夏季调节室温至26~30℃，冬季调节室温至18~22℃，相对湿度50%~60%。

3. 拉好窗帘，关闭电视　拉好窗帘，避免光线的进入，影响老年人的睡眠；关闭电视，减少声音的刺激，影响老年人的睡眠。

4. 协助老年人上床就寝，盖好盖被

（1）协助老年人上床：能自理的老年人：照护人员扶着老年人坐在床上，协助老年人脱掉鞋子及相关衣物，协助老年人在床上平躺。不能自理（坐轮椅）的老年人见轮椅的转运。

（2）帮老年人盖好被子，根据季节温度及老年人的需求盖厚薄适宜的被子。

5. 调节光线　打开夜间地灯，关闭房间大灯。

6. 照护人员　询问需求，呼叫器放置于老年人枕边，依据老年人需要，床旁放置便器及时满足老年人需求，问候晚安。退出房间，轻轻关门。

（三）操作后

1. 照护人员整理用物，洗净双手。

2. 记录老年人睡眠时间及情况：根据晚上巡视情况及时记录老年人睡眠时间及情况。晚上巡视期间发现老年人有任何异常情况及时处理。

任务评价

1. 老年人睡眠对室内温湿度的要求分别是多少？

2. 老年人睡眠有哪些特点？

3. 如何布置老年人满意的睡眠环境？

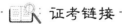 证考链接

睡眠环境的布置

任务二　睡眠障碍照护

任务导入

王爷爷，76岁。近期睡眠质量差，入睡困难，夜间经常做梦，常被惊醒，醒后无法入睡，直到天亮，晚上不愿上床就寝。白天王爷爷出现了头晕、体乏、烦躁易怒的症状。照护人员需要采取相关措施来改善王爷爷的睡眠障碍。

任务分析

老年人睡眠障碍较为常见，严重影响老年人身心健康，容易头晕、头痛、心悸、烦躁，还可能导致反应迟缓，记忆力减退，免疫力下降，极易诱发各种疾病。照护人员应细心观察老年人的睡眠情况，协助找出睡眠障碍的原因，及时协助解决，提高老年人的睡眠质量。

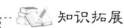 知识拓展

一、老年人睡眠障碍的原因及表现

睡眠障碍是睡眠量不正常以及睡眠中出现异常行为的表现，也是睡眠和觉醒正常节律性交替紊乱的表现，包括睡眠失调和异常睡眠。

（一）老年人睡眠障碍常见原因

1.老年人生活环境改变，如老年人卧室卧具发生改变，居室环境以及床具舒适度，造成老年人睡眠障碍。

2.老年人紧张、焦虑、精神压力较大时容易导致焦虑、难以入睡，睡眠质量差。特别是遇重大压力使精神负荷增大，老年人更难以安睡。

3.患病致被动体位，不能自理的老年人未按时翻身，使老年人长期处于一种卧姿，造成肌肉的疲劳难以入睡。

4.长期饮用咖啡、浓茶等刺激性饮品，扰乱正常睡眠，时间久了会导致睡眠障碍。

5.长期服用安眠药，养成依赖性，产生抗药性，使治疗睡眠障碍的药物失效，老年人长期睡眠障碍。

6.老年人患病，留置输液导管及各种引流管造成牵拉不适。

7.疼痛是最不愉快的感受，老年人出现诊断明确的疾病性疼痛应遵医嘱给予镇痛药。

8.入住养老机构的老年人多人同居一室相互干扰也引起睡眠障碍。

9.老年人随年龄增长，动脉硬化，血液黏稠，脑部血流量减少，脑部营养不足导致的脑代谢控制失调也会引起睡眠障碍。

10.患精神疾病的老年人，常伴有睡眠障碍的症状。

（二）老年人睡眠障碍常见表现

老年人睡眠障碍属于睡眠失调（睡眠型态紊乱）中的一种，常有下列几种睡眠障碍表现形式，可一种或几种形式同时存在。

1.入睡困难 上床后持续30~60分钟不能入睡，或想睡却很清醒，而且持续数天或更久。

2.多梦 夜间经常做梦，一般不留记忆或对梦境有断断续续不完整的记忆。

3.睡眠中断 睡眠过程中，一夜醒几次，没有熟睡的感觉。

4.早醒 清晨天没亮就醒或者入睡没多久就醒了，以后就再也无法入睡。

5.彻夜不眠 夜晚卧床睡眠，但外界声响都能听到，虽躺在床上，但一夜迷迷糊糊。

二、老年人睡眠障碍观察

1.一般睡眠状况 睡眠时间、觉醒次数、睡眠质量与总时间。

2.异常睡眠状况 入睡困难、昼夜颠倒、睡眠呼吸暂停、夜间阵发性呼吸困难、嗜睡等。

3.异常睡眠记录内容 包括睡眠一般情况、异常睡眠状况、有无采取助眠措施及处理结果等。

4.听取老年人主诉 主动听取老年人的主诉，识别异常情况，如出现头晕头痛、呼吸困难、胸痛、剧烈疼痛时及时报告医生护士，并做好记录。

三、睡眠障碍照护

（一）指导老年人养成良好睡眠习惯

1.每天按时起床就寝，包括节假日，午睡30~60分钟，注意午睡不宜时间过长。

2.按时进食，晚餐吃少，不宜吃饱。晚餐后和睡前不食用和饮用有兴奋作用的食物和饮料，减少饮水量。

3.入睡前避免阅读有刺激性的书报杂志。避免看情节刺激和激烈的电视剧，不要在床上读书看报，看电视，睡前做身体放松行动，如按摩、静坐等。

（二）安排舒适的睡眠环境

保持老年卧室清洁、安静，远离噪声，避免光线刺激等。夏季温度调节至25~28℃，冬季温度调节至18~22℃，相对湿度60%。

（三）促进老年人身体舒适性，诱导睡眠

1.睡前洗漱、排空大小便，穿着宽松睡衣。

2.协助老年人创造有利于睡眠的条件反射机制，如睡前半小时洗热水澡、泡脚、听音乐、喝杯牛奶，长期坚持就会建立入睡条件反射。

3.为老年人选择合适的寝具，床要软硬合适，枕头高低合适，软硬适中，成人的枕高通常为6~9cm，侧卧时枕高应与肩宽相同，防止头颈上下偏移，影响睡眠。

4.根据老年人情况采取适宜的睡眠姿势，患心脏病的老年人睡眠取半卧位可改善呼吸。胸腔疾病应采取患侧卧位减少因呼吸运动造成的胸痛。

（四）心理慰藉

照护人员应耐心倾听老年人倾诉，尽量协助老年人解决睡觉前未完成的事情和不愉快的事情，减少就寝前惦念。

任务实施

睡眠环境布置操作流程如下。

（一）操作前准备

1.照护人员准备　仪表端庄，着装整洁，修剪指甲，洗手。

2.物品准备　手消毒液、记录单、笔，必要时备毛毯。

3.核对信息　采用合理的方式有效核对老年人信息。

4.评估

（1）评估环境：环境清洁、安静、舒适、安全。

（2）评估老年人：老年人的意识状态、自理能力及身体状况，查阅老年人既往照护记录，评估老年人近期状况，了解异常睡眠的原因等。

5.老年人准备　排便、排尿、洗漱完毕。

（二）实施

1.协助睡眠　拉好窗帘，关闭窗户，关闭电视，调节好温湿度。找出睡眠障碍的原因并针对性地干预。协助老年人脱去衣裤就寝，盖好盖被。

2.观察睡眠　定时巡视，观察老年人睡眠状况。观察内容：

（1）一般睡眠状况：入睡时间、觉醒时间及次数、总睡眠时间、睡眠时间等。

（2）异常睡眠状况：入睡困难、不能维持睡眠、昼夜颠倒现象、睡眠呼吸暂停、夜间阵发性呼吸困难、嗜睡等。观察期间轻步退出房间，轻手关门。

（三）操作后

1.照护人员　整理用物洗净双手。

2.记录老年人睡眠时间及情况　根据晚上巡视情况做好记录。记录内容包括老年人睡眠一　般情况（入睡时间、觉醒时间与次数、总睡眠时间、睡眠质量）、老年人主诉、异常睡眠的表现，有无采取助眠措施、采取了何种助眠措施等。

任务评价

1.老年人睡眠障碍的常见原因有哪些？

2.老年人睡眠障碍的常见表现有哪些？

3.老年人睡眠障碍的观察内容有哪些？

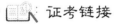 证考链接

睡眠障碍的护理

项目九 转运照护

老年人由于身体功能下降和疾病等原因的影响，会出现活动受限、行走困难等情况，故需要拐杖、轮椅等协助活动，甚至需要平车进行转运。照护人员应掌握帮助老年人使用拐杖进行活动，使用轮椅、平车为老年人进行转运的操作流程和注意事项以及拐杖的作用、种类及性能，轮椅的种类及性能，各类平车转运的方法、要求和转运中的观察要点等知识。

任务一 助行器使用

▶▶学习目标

知识目标：能正确叙述助行器的作用、种类及性能；老年人使用助行器行走的观察要点；不同助行器的使用方法。

能力目标：帮助老年人使用助行器操作熟练，动作轻柔。

素质目标：培养学生专业服务的感召能力，做到情理交融、主动沟通、疾苦共担。

任务导入

张爷爷，76岁。半年前患脑梗死导致左侧肢体偏瘫，经过康复训练，现在老年人左上肢肌力Ⅲ级，左下肢肌力Ⅳ级，无言语和认知功能障碍。老年人现住在某养老院，医生建议老年人使用助行器帮助行走，以防止摔跤等意外发生。照护人员指导张爷爷使用助行器进行行走训练。

任务分析

一、老年人使用助行器的观察要点

（一）检查助行器

检查助行器是否完好，把手有无松动，与地面接触的橡胶垫是否牢固，用于调高度的调节卡扣是否锁紧等。

（二）高度选择

1.**手杖高度**　老年人站立时，双下肢伸直，杖足置于持杖侧小趾前外侧15cm处，肘关节屈曲15°~30°，腕关节背伸，地面至背伸手掌面的距离即为手杖的适宜高度。站立困难时可仰卧位测量。

2.**腋杖高度**　持杖者身高减去41cm的长度即为腋杖的适宜高度，把手的位置同手杖。

3.**框架式助行器高度**　老年人站立时，双下肢伸直，双手握住助行架把手、肘关节屈曲15°~30°时的高度即为适宜高度。

二、识别异常情况并及时报告

老年人持杖活动后如出现乏力、气喘、胸闷、下肢肿胀等情况，应立即停止活动并及时通知医生。

 知识拓展

一、助行器作用

助行器是辅助老年人行走的康复用具，可起到辅助人体支撑体重、保持平衡等作用。

二、助行器种类

1.**手杖**　根据手杖的结构不同，可分为单足手杖、多足手杖、直手杖、可调式手杖、带座式手杖以及盲人手杖等。

单足手杖适用于握力较好、上肢支撑能力较强的患者。

多足手杖包括三足手杖和四足手杖，支撑面积较广，故比较稳定。适用于肌力和平衡能力较差，使用单足手杖不够安全的患者。

2.**腋杖**　腋杖稳定，适用于截瘫或下肢骨折的患者。

3.**框架式助行器**　框架式助行器可支撑患者部分体重，便于患者站立和行走，其支撑面积大，稳定性较好。适用于下肢功能障碍者（如偏瘫、全髋关节置换术后等）。使用时，患者双手扶持框架式助行器的左右两侧，于框架当中站立并行走。

三、助行器使用方法

（一）手杖使用

1.**三点步**　先伸出手杖落地，再迈出患侧下肢，然后迈出健侧下肢，以此循环往复。

2.两点步　伸出手杖同时迈出患侧下肢，再迈出健侧下肢，以此循环往复。

3.上下台阶　上台阶时，手杖先上一级台阶，再上健侧下肢，最后上患侧下肢；或者手杖与健侧下肢先同时上一级台阶，后上患侧下肢。下台阶时，手杖先下一级台阶，再下患侧下肢，最后下健侧下肢。

（二）腋杖使用

1.四点步　先向前移动患侧腋杖，再迈出健侧下肢，然后移动健侧腋杖，最后迈出患侧下肢，以此循环往复。

2.三点步　两侧拐杖同时向前，再迈出患侧下肢，最后健侧下肢向前跟上患侧下肢，以此循环往复。

3.两点步　向前移动患侧拐杖的同时迈出健侧下肢，然后向前移动健侧拐杖的同时迈出患侧下肢，以此循环往复。

4.上台阶　患者双臂用力撑住双侧腋杖以保持身体平衡，健侧下肢先上一级台阶，站稳后伸直健侧下肢，同时将患侧下肢和双侧腋杖带到上一级台阶，以此循环往复。

5.下台阶　下台阶时，先把双侧腋杖平行放在下一级台阶，再把患侧下肢移到下一级台阶，最后把健侧下肢移到下一级台阶，以此循环往复。

（三）框架式助行器使用

1.四点步　框架式助行器一侧先向前移动一步（25~30cm），接着对侧下肢迈出，约落在框架式助行器两后腿连线水平附近。然后，框架式助行器另一侧向前移动一步，最后迈出另一下肢，以此循环往复。

2.三点步　先双手同时将框架式助行器举起向前移动一步（25~30cm），接着患侧下肢迈步，约落在框架式助行器两后腿连线水平附近，最后迈出健侧下肢与患侧下肢平行，以此循环往复。

任务实施与评价

助行器的使用任务实施与评价，见表9-1。

助行器的使用
操作视频

表9-1　助行器的使用操作流程及质量控制标准

项目	评分标准	得分	扣分标准	扣分
素质要求（5分）	1.报告姓名、操作项目，语言流畅，仪表大方，轻盈矫健	2	紧张、不自然，语言不流畅	1
	2.衣帽整洁，着装符合要求	3	衣、帽、鞋不整洁	3

续表

项目	评分标准	得分	扣分标准	扣分
评估、 计划质 量标准 （20分）	1.评估环境：安静、光线明亮、地面无障碍物、干燥整洁，无水迹和油渍	5	未评估环境	5
	2.评估老年人：疾病诊断、一般状况、身体活动能力、有无行走的意愿等	3	未评估	3
	3.对于能够有效沟通的老年人，照护人员应询问老年人的床号、姓名，并向老年人解释操作的目的、方法和注意事项，以取得老年人的配合	5	未沟通 沟通不畅	5 2
	4.洗手、戴口罩	2	未洗手 未戴口罩	1 1
	5.物品准备：助行器1把、记录单	5	每少一项用物扣2.5分	2.5
实施质 量标准 （75分）	1.沟通：对于能够有效沟通的老年人，照护人员再次向老年人解释操作的目的、方法以及注意事项等，取得老年人的配合	5	未沟通 沟通不畅	5 2
	2.照护人员演示助行器的使用方法 （1）摇高老年人床头，便于老年人抬高上半身以观看照护人员演示步法 （2）询问老年人有无不适	10	动作粗暴 未询问老年人感受	5 5
	3.协助老年人站起 （1）协助老年人坐起，老年人双腿放于床下 （2）照护人员帮老年人穿好鞋，系好鞋带，整理裤腿，以免裤腿拖拉过长致老年人跌倒 （3）协助老年人站于床边，照护人员守护在老年人患侧，并询问其感受	20	动作粗暴 未系好鞋带 未整理裤腿 站位错误 未询问老年人感受	5 3 3 5 4
	4.根据老年人身高，调节助行器的高度	10	未调节手杖高度	10
	5.协助老年人使用助行器进行训练，并询问老年人的感受	10	动作粗暴 未询问老年人感受	5 5
	6.回床：照护人员协助老年人回床，帮助其躺好，整理床单位，询问老年人有无不适	10	未整理床单位置 未询问老年人感受	5 5
	7.洗手：照护人员洗净双手	5	未洗手	5
	8.记录：内容包括训练时间、训练过程及结果，发现异常及时报告	5	未记录 记录不全，每少一项扣1分	5 1

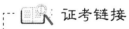 证考链接

助行器的使用

任务二　轮椅转移

学习目标

　　知识目标：能正确叙述轮椅的种类和特点；了解使用轮椅的注意事项。

　　能力目标：轮椅转移操作熟练，动作轻柔。

　　素质目标：培养学生专业服务的感召能力，做到情理交融、主动沟通、疾苦共担。

任务导入

　　王爷爷生活在一家老年照护中心，由照护人员小明负责照料。王爷爷年近八旬，行动不便，需要使用轮椅进行移动。

任务分析

　　轮椅是转运行动不便老年人的常用工具，不但简单易用，而且收纳方便。

 知识拓展

一、轮椅种类及特点

1.手动轮椅

（1）折叠式手动轮椅：具有可折叠的框架结构，方便携带和存储。

（2）刚性轮椅：具有坚固的固定框架，提供更好的稳定性和推动效率。

（3）轻量级手动轮椅：采用轻量材料制造，减轻使用者推行的负担。

（4）可调节轮椅：具备可调节的座椅高度、倾斜角度和扶手高度，以提供个性化的舒适性和适应性。

2.电动轮椅

（1）后驱动电动轮椅：电机安装在轮椅后方，适合室内和平坦室外地面。

（2）前驱动电动轮椅：电机安装在轮椅前方，具有较小的转弯半径和更好的操控性能。

（3）中驱动电动轮椅：电机安装在轮椅中央，提供更好的机动性和平衡性。

（4）折叠式电动轮椅：具有可折叠的框架结构，方便携带和存储。

3.特殊用途轮椅

（1）运动轮椅：设计用于运动竞技，具有轻量化、高速性和机动性。

（2）淋浴轮椅：适用于洗澡和淋浴，具备防水和防滑性能。

（3）手动助推轮椅：通过附加的助推装置，减轻推行轮椅的劳动强度。

（4）儿童轮椅：专为儿童设计，符合他们的体型和需求。

二、日常使用注意事项

1.定期检查轮椅　确保轮椅的结构和部件完好无损，检查轮胎的气压、制动器的功能、座椅和扶手的稳固性等。

2.正确调整座椅　根据使用者的身体尺寸和需求，调整座椅的高度、角度和扶手的高度，确保舒适性和支撑性。

3.安全使用制动器　在停靠和离开轮椅时，务必正确使用制动器。确保制动器牢固可靠，防止轮椅意外滑动。

4.注意行走路线　在室内和室外移动时，选择平坦、稳固和无障碍的路线。避免行走在不平整的地面、坡道或障碍物上。

5.谨慎上下斜坡　在上下斜坡时要特别小心，避免速度过快或失控。

6.避免过载　避免将轮椅超过其设计承重范围，超过承重限制可能导致轮椅结构受损或不稳定。

任务实施与评价

轮椅转移任务实施与评价，见表9-2。

轮椅转移操作
视频

表9-2　轮椅转移操作流程及质量控制标准

项目	评分标准	得分	扣分标准	扣分
素质要求 （5分）	1.报告姓名、操作项目，语言流畅，仪表大方，轻盈矫健	2	紧张、不自然，语言不流畅	1
	2.衣帽整洁，着装符合要求	3	衣、帽、鞋不整洁	3
评估、 计划质 量标准 （20分）	1.评估环境：光线充足，无障碍物，适合操作	5	未评估环境	5
	2.评估老年人：与老年人沟通交流，评估老年人身体状况、活动能力、合作态度	3	未评估	3
	3.对于能够有效沟通的老年人，照护人员应询问老年人床号、姓名，了解翻身情况，并向老年人讲解操作的目的、方法和注意事项，以取得老年人的配合	5	未沟通 沟通不畅	5 2
	4.洗手、戴口罩	2	未洗手 未戴口罩	1 1
	5.物品准备：轮椅、毛毯	5	每少一项用物扣2.5分	2.5

项目	评分标准	得分	扣分标准	扣分
实施质量标准（75分）	1. 携用物至床旁，检查轮椅安全性、灵活性、制动性，轮胎气压是否良好。轮椅与床夹角成30°~45°，手刹关紧	5	未检查轮椅 轮椅与床位置不正确	2 3
	2. 沟通：再次沟通，向老年人解释操作的目的、转移需要配合的动作以及注意事项等，取得老年人的配合	5	未沟通 沟通不畅	5 2
	3. 上轮椅 （1）护理员站在右侧床边，放下床挡，打开盖被，注意保暖 （2）协助老年人向近侧翻身，双腿垂于床下，穿鞋 （3）护理员协助老年人坐立在床边 （4）护理员面对老年人，保护好老年人患侧手 （5）协助老年人站立，询问老年人有无不适 （6）协助老年人旋转坐到轮椅上 （7）叮嘱老年人扶好扶手，照护人员绕到轮椅后方，两臂从老年人背后腋下伸入，使老年人身体靠近椅背坐稳，双脚放在脚踏板上，后背及患侧垫好软垫，系好安全带，腿部盖好毛毯	10	站起过程中出现明显晃动 带动老年人做转体动作不熟练 未系安全带	3 4 4
	4. 上下坡 （1）上坡道，照护人员手握把手两臂保持弯曲，身体前倾，平稳向上推 （2）下坡道，照护人员叮嘱老年人抓紧轮椅扶手，身体靠近椅背，照护人员握住椅背把手缓慢倒退行走	10	操作不当 未询问老年人感受	5 5
	5. 上下台阶 （1）上台阶，脚踩踏轮椅后侧的杠杆抬起前轮，以两后轮为支点使前轮翘起，移上台阶，再以两前轮为支点，双手抬车把带起后轮，平稳的移上台阶 （2）下台阶，采用倒退下台阶的方法，照护人员叮嘱老年人抓紧扶手，提起车把，缓慢地将后轮移到台阶下，再以后轮为支点，稍微翘起前轮，轻拖轮椅至前轮移到台阶下	10	前轮不能翘起 车身出现明显晃动	5 5
	6. 上下电梯 （1）上电梯，照护人员在前，轮椅在后，轮椅以倒退形式进入电梯，并及时刹车制动 （2）下电梯，确认电梯停稳，松开手刹，推行出电梯	10	上电梯刹车没有制动	10
	7. 下轮椅 （1）回到床边，刹车制动，轮椅与床夹角成30°~45°，脚踏板向上翻起，老年人双脚平稳放于地上，打开安全带 （2）叮嘱老年人身体前倾，健侧手臂扶住照护人员肩臂部，健侧下肢足跟与轮椅坐垫前沿平起，照护人员屈膝下蹲，双膝夹紧老年人健侧膝部，双手环抱老年人腰部或抓紧背部裤腰，双腿用力带动老年人平稳站起，照护人员以靠近床侧足跟为轴，转身带动老年人转体，将老年人移至床前平稳坐下，帮老年人将鞋脱掉平躺于床上，盖好被子	10	轮椅停稳前打开安全带 未能平稳将老年人转移到床上	10 5

续表

项目	评分标准	得分	扣分标准	扣分
实施质量标准（75分）	8.整理床单位 （1）被褥平整干燥无褶皱，拉上床挡 （2）和老年人沟通，询问老年人感受	5	未整理床单位置 未询问老年人感受	3 2
	9.洗手：照护人员洗净双手	5	未洗手	5
	10.记录：外出总时长，有无发生意外事件等	5	未记录 记录不全，每少一项扣1分	5 1

 证考链接

轮椅转移

项目十　突发状况救护

老年人由于各器官功能下降，生理反应能力减弱，容易发生跌倒、误吸、烫伤等意外伤害，最严重的情况是直接发生心跳呼吸骤停。照护人员做好这些意外伤害的紧急救助及早期处理，对于维护老年人生命安全和身心健康有着十分重要的意义。突发状况救护主要介绍如何对心搏骤停的老年人进行快速有效的现场心肺复苏，如何正确处理老年人跌倒，如何紧急去除老年人气管异物，以及老年人烫伤的初步处理等。

任务一　心搏骤停应对

▶▶ 学习目标

知识目标：能正确叙述什么是心搏骤停及表现，复苏成功的标志。

能力目标：能正确判断心跳、呼吸骤停，做到及时、高质量地实施心肺复苏术。

素质目标：具有敏锐的观察和应变能力，能对危重症患者进行应急处理和抢救配合。

任务导入

李奶奶，85岁。神志清楚，日常生活起居能自理。今日在养老院内突感不适，紧急呼叫照护员，照护人员立即来到李奶奶身边，发现李奶奶呼之不应，面色发绀，未能看到胸廓起伏，掐人中没有反应。照护人员初步判断李奶奶可能发生了心搏骤停，马上对李奶奶进行紧急救护。

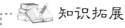 知识拓展

一、心搏骤停及判断

（一）心搏骤停

心搏骤停是指心脏有效射血功能的突然终止，是心脏性猝死的主要原因。心搏骤停后，心泵功能完全丧失，血液因失去推动循环的动力而停止流动，血氧浓度显著降低，全身组织器官均处于缺血缺氧状态。

（二）心搏骤停判断

心搏骤停的典型"三联征"包括：突发意识丧失、呼吸停止和大动脉搏动消失，具体表现为：①意识丧失，可突然摔倒，面色迅速苍白或青紫；②大动脉搏动消失，触摸不到颈动脉搏动；③呼吸停止或先叹息样呼吸，继而停止；④双侧瞳孔散大；⑤可伴有因脑缺氧引起的抽搐和大小便失禁，随即全身松软；⑥心电图表现为心室颤动、无脉性室性心动过速、心脏静止、无脉心电活动。

抢救人员应在现场安全情况下，快速识别和判断心搏骤停，具备意识突然丧失和大动脉搏动消失这两项临床征象即可做出心搏骤停的判断，应立即实施心肺复苏。一定注意不要因听心音、测血压、做心电图，而延误宝贵的抢救时间。

二、心肺复苏及其基本措施

心肺复苏术（cardiopulmonary resuscitation，CPR）是针对心搏和呼吸骤停的伤者所采取的抢救措施，方法包括胸外心脏按压、人工呼吸、快速除颤等，目的是尽快使伤者恢复有效通气和循环，维持脑灌注，最终减轻脑组织长时间缺血缺氧导致的损害。

脑组织对缺血、缺氧最敏感，停搏4~6分钟后脑细胞就会发生不可逆转的损伤，因此这段黄金救援期特别重要（心搏骤停4分钟内实施CPR，成功率约60%；心搏骤停10分钟实施CPR，成功率几乎为0，故称"黄金4分钟"），不管心搏骤停发生在养老机构还是其他任何地方，第一目击者对伤者进行及时、有效的急救处理都有希望挽救生命。

判断心搏、呼吸停止后，CPR分三个步骤：迅速建立有效循环（circulation，C）、通畅呼吸道（airway，A）和人工呼吸（breathing B），即CPR的CAB三个环节。

三、心肺复苏成功的标志

复苏有效判断：①能扪及大动脉搏动；②自主呼吸恢复；③瞳孔由大变小，对光反射恢复；④口唇、面色、甲床等颜色转为红润；⑤患者出现反射或挣扎。

任务实施与评价

心肺复苏任务实施与评价，见表10-1。

心肺复苏操作
视频

表10-1　心肺复苏操作流程及质量控制标准

项目	评分标准	得分	扣分标准	扣分
素质要求（5分）	1.报告姓名、操作项目，语言流畅，仪表大方，轻盈矫健	2	紧张、不自然，语言不流畅	2
	2.衣帽整洁，着装符合要求。抢救意识强	3	着装不符合要求	3

项目	评分标准	得分	扣分标准	扣分
评估、计划质量标准（20分）	1.物品准备：①心肺复苏模拟人、诊察床（硬板床）、脚踏垫；②治疗盘：人工呼吸膜（纱布）、纱布（用于清除口腔异物）、血压计、听诊器；③手电筒、弯盘、抢救记录卡（单）；④治疗车、手消毒剂、医疗垃圾桶、生活垃圾桶	3	每多或少一项物品扣1分	1
	2.确保现场对施救者和老年人均是安全的	2	未评估	2
	3.检查老年人有无反应：轻拍老年人双肩，对着老年人双耳两侧大声呼叫	4	拍肩时力度不适宜 呼救声音不清晰	2 2
	4.检查是否有呼吸（叹息样呼吸应视为无效呼吸），同时检查脉搏。5~10秒完成	4	未检查呼吸 检查呼吸方法不对 未检查脉搏 检查脉搏方法不对	1 1 1 1
	5.确认老年人意识丧失，立即呼叫，启动应急反应系统。取得AED及急救设备（或请旁人帮忙获得）。看表计时（口述）	2	未呼叫或呼叫不全 未口述记录时间	1 1
	6.确保老年人仰卧在坚固的平坦表面上；去枕，头、颈、躯干在同一轴线上。双手放于身体两侧，身体无扭曲（口述）	5	未确定硬板床 未仰卧 未去枕 头、颈、躯干不在同一轴线 口述缺一项	1 1 1 1 1
实施质量标准（75分）	1.在老年人一侧，解开衣领、腰带，暴露老年人胸腹部	3	未解开衣领 未解开腰带 未暴露胸部	1 1 1
	2.确定按压部位：老年人胸部中央，胸骨下半部	4	定位方法不正确 按压部位不正确	2 2
	3.按压方法：手掌根部重叠，手指翘起，两臂伸直，使双肩位于双手的正上方，垂直向下用力快速按压	6	手掌根部未重叠 手指未翘起 两臂未伸直	2 2 2
	4.按压深度5~6cm，按压频率100~120次/分，而后迅速放松，使胸廓充分回弹，但手掌不可离开胸壁。反复进行，按压与放松比例为1∶1。尽量不要中断按压，中断时间控制在10秒内	11	频率过快或过慢 按压力量不适宜 胸廓回弹不充分 手掌离开胸壁 按压与放松时间比错误 中断时间过长 按压时未观察胸廓	2 2 2 2 2 1 4
	5.如有明确呼吸道分泌物，头偏向一侧清除呼吸道。如有义齿取下（口述）	8	未检查分泌物 头未偏向一侧 未清除口腔内异物 未口述取下义齿	2 2 2 2
	6.仰头提颏法（怀疑老年人头部或颈部损伤时使用推举下颌法），充分开放气道	6	未判断颈部损伤 开放气道方法不正确 开放气道不充分	2 2 2

续表

项目	评分标准	得分	扣分标准	扣分
实施质量标准（75分）	7.口对口人工呼吸2次：用保持老年人头后仰的手的拇指和示指捏住老年人鼻孔，正常呼吸下屏气，用口封罩住老年人口唇，缓慢吹气，呼气时松开，送气时间为1秒，使胸廓产生明显的隆起	8	未捏住鼻孔 未罩住口唇 送气时间过长或过短 送气量错误	2 2 2 2
	8.吹气同时，观察胸廓情况	3	未观察胸廓	3
	9.按压与人工呼吸之比为30∶2，连续5个循环	4	按压与人工呼吸之比错误 多或少于5个循环	2 2
	10.操作5个循环后，判断并报告复苏效果：颈动脉恢复搏动；自主呼吸恢复；散大的瞳孔缩小，对光反射存在；收缩压大于60mmHg（体现测血压动作）；昏迷变浅，出现反射、挣扎或躁动	13	未判断呼吸或方法错误 未判断瞳孔或方法错误 未测血压 测血压方法不正确 未判断意识	2 2 4 3 2
	11.如已恢复，计时，进行进一步生命支持（口述如颈动脉搏动及呼吸未恢复，继续上述操作5个循环后再次判断）	3	未计时 未进一步生命支持 未口述	1 1 1
	12.安置老年人	2	未妥善安置患者	2
	13.整理用物，分类放置	2	未整理用物	2
	14.六步洗手	1	未洗手或方法错误	1
	15.记录老年人病情变化和抢救情况，报告操作完毕（计时结束）	1	未记录或记录错误	1

 证考链接

心搏骤停的应对

任务二 异物卡喉应对

▶ 学习目标

知识目标：能正确叙述异物卡喉的临床表现；老年人发生异物卡喉的危险因素；海姆利克救护的具体操作方法；如何预防老年人发生异物卡喉。

能力目标：海姆利克救护方法操作熟练，动作顺畅。

素质目标：培养学生快速施救的职业能力。

任务导入

张奶奶，78岁。中度认知障碍（阿尔茨海默病）患者，住在某养老院，某日老年人的女儿来看望老年人并带来了老年人爱吃的冬枣，老年人在女儿忙着整理物品时，趁机吃了冬枣，结果枣核卡在了喉部。老年人的脸涨得通红、双眼圆瞪、双手乱抓颈部，表情极为痛苦、恐怖。闻讯赶到的照护人员立即判断老年人发生了异物卡喉（噎食、气道异物），马上进行了紧急救助。

任务分析

一、气道异物识别

1.气道被异物堵塞后，如果是部分堵塞气道，患者可出现突然呛咳、剧烈咳嗽、不能说话、呼吸困难、双眼圆瞪、双手呈V字形置于颈部、面色由红转为发绀、表情痛苦。

2.气道被异物堵塞后，如果是完全堵塞气道，患者会迅速出现窒息，导致意识障碍，甚至呼吸心搏骤停。

二、异物卡喉或气道异物常见原因及预防

1.进食状态不当

（1）吃饭速度过快、咀嚼不充分：多见于精神障碍的患者、中重度阿尔茨海默病患者。预防要点：老年人进食时，每一入口量均要小，对需喂食者，要把固体食物切成小块儿；随时提醒老年人细嚼慢咽；给老年人喂饭时，确认上一口已经完全咽下才能喂下一口。老年人进食时，不催促老年人，要给其足够的进食时间。

（2）进食时的注意力不专注：老年人进食时，如有讲话嬉笑或抽泣哭喊，此时食物可能会通过开放的会厌软骨滑入喉头甚至气管。预防要点：老年人进食进水时应专注，避免进食进水时说笑、抽泣、哭喊等其他动作出现。

2.食物不当　　老年人，尤其是有吞咽障碍的老年人，进食像汤圆、切糕、年糕等黏性食物时，或坚果、果冻等细小或光滑的食物时，易发生噎食或气道异物。预防要点：对于吞咽障碍的老年人，最好不吃此类食物。

 知识拓展

一、异物卡喉或气道异物的危害

异物卡喉或气道异物常见于老年人和儿童。不管是异物卡喉，还是呕吐物误吸或者痰液堵塞气道，都会造成老年人严重的呼吸困难甚至窒息，如果异物不能

被及时清除，可很快因严重缺氧而威胁生命，因此必须在数分钟内，紧急清除进入喉头或气道的异物，恢复呼吸道通畅。

二、海姆利希救护法

当异物进入气道时，可采用海姆利希救护法（Heimlich Maneuver）进行救护。

（一）海姆利希救护法的原理

施救者站在被救者身后，一手握拳，从被救者背后前伸置于被救者的腹部脐上两横指处，拳头拇指侧放在腹部；另一手抓住握拳之手，形成"合围"之势，并快速向内向上冲击上腹部，使膈肌下软组织产生向上的压力，进而使两肺下部受压，驱使肺部残留气体形成冲击性，冲向气管的气流，将堵住气管、喉部的异物排出体外，使人获救。

（二）海姆利希救护法的操作

根据救护对象的不同，分为以下几种情况：

1.对于意识清醒的被救者 可采取站位海姆利希救护法（具体方法见表10-2）。

2.对于意识不清的被救者 可采取卧位海姆利希救护法，即被救者就地仰卧，照护人员两腿分开，跪于被救者大腿双外侧，照护人员双手叠放，掌根置于被救者脐部上方，向后上方进行快速冲击，然后打开下颌，如异物已被冲出，迅速清理。

3.对于极度肥胖的老年人或孕妇 可采用胸部冲击法，将左手的虎口贴在胸骨下端进行冲击，不要偏离胸骨，以免造成肋骨骨折，其余姿势不变；若老年人已经发生心脏呼吸骤停，清除气道异物后立即实施心肺复苏。

任务实施与评价

异物卡喉的应对任务实施与评价，见表10-2。

异物卡喉的应对
操作视频

表10-2 异物卡喉的应对操作流程及质量控制标准

项目	评分标准	得分	扣分标准	扣分
素质要求（5分）	1.报告姓名、操作项目，语言流畅，仪表大方，轻盈矫健	2	紧张、不自然，语言不流畅	1
	2.衣帽整洁，着装符合要求	3	衣、帽、鞋不整洁	3

续表

项目	评分标准	得分	扣分标准	扣分
评估、计划质量标准（20分）	1.评估环境：安静、整洁，温暖舒适	5	未评估环境	5
	2.评估老年人：评估老年人身体情况，意识是否清醒，能否站立或坐起	10	未评估	10
	3.物品准备：纱布、记录单	5	每少或多一项用物扣2.5分	2.5
实施质量标准（75分）	1.沟通：对于意识清醒的老年人，请其不要恐慌，务必积极配合照护人员的急救	5	未沟通	5
	2.呼救	5	未呼救	5
	3.清理口腔：照护人员手指缠纱布，清除老年人口腔表浅残留的异物	5	未清理口腔	5
	4.观察，并做急救判断：照护人员观察老年人呼吸困难不缓解，通过咳嗽不能咳出异物，紧急采取海姆利希法进行救护	10	未观察	10
	5.实施海姆利希法：照护人员站在老年人身后，一手握拳，从老年人的背后前伸置于老年人腹部脐上两横指处，拳头拇指侧放在腹部，另一手抓住握拳之手，形成"合围"之势，并快速向内向上冲击上腹部，以迫使其上腹部下陷。反复实施，直至阻塞物排出为止	30	冲击部位不对 冲击方向不对 两次冲击动作之间没有时间间隔	5 5 5
	6.整理床单位 （1）照护人员协助老年人回床，帮助其躺好，整理床单位，拉上床挡 （2）和老年人沟通，安抚老年人，询问其有无不适等	10	未整理床单位置 未询问老年人感受	5 5
	7.洗手：照护人员洗净双手	5	未洗手	5
	8.记录：内容包括救护时间、救护方法、卡喉异物、老年人身体情况等。发现异常及时报告	5	未记录 记录不全，每少一项扣1分	5 1

证考链接

异物卡喉的应对

任务三　烫伤应对

学习目标

知识目标：能正确叙述导致老年人烫伤的主要原因、烫伤面积的估算方法、烫伤深度的估计。

能力目标：具有正确处理不同程度烫伤的能力。

素质目标：培养学生专业服务的感召能力，增强急救意识。

任务导入

张奶奶，87岁。患阿尔茨海默病3年。某日午餐时，自行将女儿送来的食物放在微波炉中加热后，在从微波炉内拿出食物时，烫伤右手掌，照护人员迅速给予处理。

任务分析

由于老年人的生理、病理及环境等原因，烫伤是老年人中最常见的意外损伤之一，可引起老年人剧烈疼痛等不舒适，重者可导致休克、感染、影响自我形象等严重后果。老年人常身患糖尿病等多种慢性病，一旦烫伤愈合难度更大。所以，预防老年人烫伤是老年照护的首要任务之一。此外，养老机构的照护人员，了解烫伤面积估算及烫伤深度评估等相关知识，掌握老年人不慎烫伤以后"脱、泡、盖、送"等应急处理方法，对减轻烫伤后的损害程度，有着举足轻重的作用。

 知识拓展

一、老年人烫伤原因

（一）生理因素

老年人因神经系统及皮肤组织老化而导致痛温觉减退，若使用热水袋或洗澡等温度和时间不当，一旦感觉皮肤疼痛或者有烧灼感时，往往已经造成皮肤烫伤了。另外，老年人行动不便或者视力减退，日常生活中不小心碰倒热水杯或热水瓶等很容易被烫伤。

（二）病理因素或治疗不当

1.患病因素　患有糖尿病、脉管炎、心血管疾病的老年人周围神经病变，痛觉减退，沐浴或泡脚时很容易烫伤。

2.治疗因素 老年人生病时更倾向于中医治疗，中医拔罐、艾灸、针灸等理疗时，理疗器温度过高或者操作技术不当都会造成烫伤。

（三）环境因素

老年人黑色素细胞减少，对紫外线等有害射线的抵抗力降低，若在烈日下暴晒很容易烫伤。

二、烧伤与烫伤

烧伤泛指由热力（火焰、热液、蒸汽及高温固体）、电能、放射线、化学腐蚀剂等致伤因子作用于人体引起的始于皮肤，由表及里的损伤。

烫伤是指由高温液体（沸汤、沸水、热油）、高温蒸汽或高温固体（烧热的金属等）所致损伤，是烧伤中最常见的类型。老年人与儿童是烫伤的高危人群，重点在于预防烫伤，关键在于烫伤即刻的正确处理。

三、烫伤（烧伤）程度的判断

烫伤程度取决于其面积和深度。

（一）烫伤面积估算

1.手掌法 五指并拢的一只手为体表面积的1%，用于估算小面积烫伤。

2.新九分法 适用于成年人（包括老年人），Ⅰ度烫伤不计入其中（表10-3）。

表10-3 烫伤面积估算（新九分法）

部位	成人各部位面积（共11个9%，另加1%）
头面颈部	共计1个9%：头发部3%，面部3%，颈部3%
双上肢	2个9%，共计18%：双手5%，双前臂6%，双上臂7%
双下肢	5个9%加1%，共计46%：双臀5%，双足7%，双小腿13%，双大腿21%
躯干	3个9%，共计27%：腹侧13%，背侧13%，会阴1%

（二）烫伤深度估计

1.皮肤及皮下组织结构 评估烫伤深度之前，必须先了解皮肤及皮下各层软组织的结构，包括皮肤（表皮、真皮）、皮下组织与肌肉，与烫伤深度及其症状密切相关的是皮肤与皮下组织的结构。

2.烫伤深度评估 常用三度四分法评估烫伤深度。烫伤深度，由轻到重、由浅至深分为三度：Ⅰ度烫伤、Ⅱ度（又分为浅Ⅱ度和深Ⅱ度）烫伤、Ⅲ度烫伤。不同深度烫伤的表现和预后见表10-4。

表10-4　不同深度烫伤的表现和预后

烫伤分度	局部症状、体征	损伤深度及预后
Ⅰ度烫伤	局部红、肿、热、痛，烧灼感，无水疱	仅伤及表皮生发层。3~5天愈合，不留瘢痕
浅Ⅱ度烫伤	水疱较大，创面底部肿胀发红，感觉过敏、剧痛	伤及真皮乳头层。2周可以愈合，不留瘢痕
深Ⅱ度烫伤	水疱较小，但皮温稍低，创面呈浅红或红白相间，感觉迟钝、微痛	伤及真皮深层。3~4周愈合，留有瘢痕
Ⅲ度烫伤	形成焦痂，创面无水疱，蜡白或焦黄，皮温低，感觉消失	伤及皮肤全层。2~4周焦痂分离，肉芽组织生长，形成瘢痕

任务实施与评价

烫伤的应对任务实施与评价，见表10-5。

烫伤的应对操作
视频

表10-5　烫伤的应对操作流程及质量控制标准

项目	评分标准	得分	扣分标准	扣分
素质要求（5分）	1.报告姓名、操作项目，语言流畅，仪表大方，轻盈矫健	2	紧张、不自然，语言不流畅	2
	2.衣帽整洁，着装符合要求	3	衣、帽、鞋不整洁	3
评估、计划质量标准（20分）	1.评估环境：操作环境安全、宽敞清洁、光线充足	5	未评估环境	5
	2.评估老年人：了解老年人伤情、判断烫伤部位和程度，安抚老年人，稳定情绪。扶老年人离开危险场所，取舒适体位	5	未评估 体位不当	3 2
	3.洗手、戴口罩	2	未洗手 未戴口罩	1 1
	4.物品准备：一次性垫巾、冰袋、毛巾、烫伤膏、棉签、记录单。没有冰袋时，可准备冷水（水温不低于5℃）一盆	8	每少一项用物扣1分	1
实施质量标准（75分）	1.照护人员携用物至床旁，向老年人解释，取得老年人配合	4	未沟通	4
	2.再次评估，判断烫伤程度	5	伤情判断错误	5

续表

项目	评分标准	得分	扣分标准	扣分
实施质量标准（75分）	3.对烫伤部位进行分类处理 （1）红肿，没有水疱，只是疼痛，可以用冷水浸泡或把冰袋放在红肿部位，进行冷却治疗 （2）烫伤部位水疱较大，立即用清洁的被单或衣服简单包扎，避免污染和再次损伤，创面不要涂擦药物，保持清洁，立即报告，迅速就医 （3）如水疱已经破损，不可浸泡，以防止感染，可以用无菌纱布或干净的手帕包裹冰块，冷敷伤处周围，立即就医 （4）老年人烫伤严重或出现面色苍白、神志不清甚至昏迷，应立即拨打急救电话	10	处置错误	10
	4.取一次性垫巾，放于老年人烫伤部位下面，用毛巾包裹冰袋，放于老年人烫伤部位，冷却30分钟	8	未放一次性垫巾 未用毛巾包裹冰袋 未介绍冷敷30分钟	2 3 3
	5.观察局部皮肤情况	4	未观察局部皮肤情况	4
	6.询问老年人的感受	4	未询问老年人感受	4
	7.涂烫伤膏：冷敷30分钟后，取下冰袋，用棉签将烫伤膏涂于烫伤部位	10	未涂烫伤膏 涂烫伤膏方法不正确	10 3
	8.对老年人进行健康指导，防止类似事件再次发现	10	未进行健康教育 健康指导不当	10 5
	9.整理床单位 （1）被褥平整干燥无褶皱，拉上床挡 （2）和老年人沟通，告知注意事项	10	未整理床单位置 未告知注意事项	5 5
	10.洗手：照护人员洗净双手	5	未洗手	5
	11.记录：内容包括烫伤时间、部位、程度、处理方法，发现异常及时报告	5	未记录 记录不全，每少一项扣1分	5 1

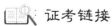 证考链接

烫伤的应对

任务四　跌倒应对

>> 学习目标

　　知识目标：能正确叙述跌倒的概念、危险因素。

　　能力目标：具有对老年人进行跌倒危险因素评估的能力以及跌倒发生后的应对能力。

　　素质目标：培养学生专业服务的感召能力，做到情理交融、主动沟通、疾苦共担，增强责任风险意识。

任务导入

　　刘奶奶，身高161cm，体重55kg，年龄82岁，退休工人。高血压病史20年，糖尿病病史15年，自服降压、降糖药，目前血压、血糖控制时好时坏。自诉视物模糊，听力减退，下肢常有麻木蚁走感。既往无药物、食物过敏史，无手术史。身边无子女，入住幸福养老院，生活能自理。1个月前发生跌倒，脚踝扭伤，现精神状态良好，夜间睡眠欠佳。为了避免类似事件的发生，照护人员应如何对老年人进行跌倒危险因素的进一步评估？如果老年人再次发现跌倒事件，照护人员该如何应对？

任务分析

　　跌倒是老年人常见意外之一。老年人的跌倒与青年人不同，在跌倒时由单一因素引起者所占比例很小，绝大多素跌倒是由多个因素共同作用的结果。老年人跌倒后易发生脑血管意外、骨折等而直接死亡或长期卧床，并发肺部感染、压疮等严重后果。因此，预防老年人跌倒是养老机构环境设置、管理及照护工作的重中之重。

 知识拓展

一、跌倒的定义

　　跌倒是指不能控制地或非故意地倒在地上或其他较低的平面上。按照国际疾病分2类：①从一个平面至另一个平面的跌倒。②同一平面的跌倒。

二、导致老年人跌倒的危险因素

（一）生理因素

1.中枢神经系统退行性变　中枢神经系统的退行性变影响老年人的智力、肌力、肌张力、感觉、反应能力、反应时间、平衡能力、步态及协同运动能力，使跌倒的危险性增加。步态的稳定性下降和平衡功能受损是引发老年人跌倒的主要原因。老年人为弥补其活动能力的下降，可能会采取更加谨慎地缓慢踱步行走，造成步幅变小、行走不连续、脚不能抬到一个合适的高度，引发跌倒的危险性增加。另外，老年人中枢控制能力下降，对比感觉降低，躯干摇摆较大，反应能力下降、反应时间延长，平衡能力、协同运动能力下降，从而导致跌倒危险性增加。

2.感觉系统功能下降　老年人常表现为视力、视觉分辨率、视觉的空间或深度感及视敏度下降，同时传导性听力损失、老年性耳聋等会影响听力，难以听到有关跌倒危险的警告声音或反应时间延长，都增加了跌倒的危险性。另外老年人触觉和平衡能力降低，也增加跌倒的危险性。

3.骨骼肌系统改变　老年人骨骼、关节、韧带及肌肉的结构、功能损害和退化是引发跌倒的常见原因。骨骼肌肉系统功能退化会影响老年人的活动能力、步态的敏捷性、力量和耐受性，使老年人举步时抬脚不高、行走缓慢、不稳，导致跌倒危险性增加。老年人骨质疏松会使与跌倒相关的骨折危险性增加。

（二）病理因素

很多老年疾病可导致老年人跌倒危险性增加。

1.导致视力衰退或受损疾病　如白内障、青光眼等。

2.心血管系统疾病　如直位性低血压、晕厥、心律不齐等。

3.引起下肢功能不良的疾病　如肌肉无力、周围神经性疾病。

4.排泄系统失常　如夜尿症、二便失禁、腹泻。

5.精神、意识状况失常　严重头晕、乏力、感觉迟钝、意识障碍、幻觉、定向障碍。

（三）药物因素

很多药物可以影响老年人的神智、精神、视觉、步态、平衡能力等而引起跌倒。可能引起跌倒的药物包括利尿药、泻药、镇静药、催眠药、抗精神病药、麻醉药等。

（四）心理因素

心理因素如沮丧可能会导致老年人的注意力不集中，对环境危险因素感知和反应能力下降，从而容易发生跌倒，另外，害怕跌倒的心理，也使老年人有意限制自己的行动，久而久之导致进一步的行动能力下降，从而增加跌倒的危险。

（五）物理及环境因素

环境因素是导致老年人跌倒的外在因素，环境包括室内环境和室外环境。

1.室内环境因素　①光线不合适，太暗、太亮；②地面障碍，如地面有障碍物、地面潮湿、地面不平；③厕所/浴室地面湿滑、缺乏扶手；④座椅太高、太低。

2.室外环境因素　台阶和人行道缺乏修缮，地面有障碍物、地面潮湿、地面不平，雨雪天气、拥挤等因素。

三、跌倒危险因素评估

对老年进行跌倒危险因素的评估，常采用跌倒危险因素评估量表对老年人进行筛查，总分≥4分，为跌倒（坠床）的高危人群（表10-6）。

表10-6　跌倒（坠床）危险因素评估

危险因素	分值
1.年龄≥70岁	1分
2.最近一次曾有不明原因的跌倒（坠床）史	2分
3.阿尔茨海默病	2分
4.意识障碍	1分
5.烦躁不安	4分
6.肢体残缺或偏瘫	1分
7.移动时需帮助	1分
8.视力障碍	2分
9.听力障碍	1分
10.体能虚弱	2分
11.头晕、眩晕、直立性低血压	2分
12.不听劝告或不寻求帮助	1分
13.服用影响意识或活动的药物：利尿药、降压药、降糖药、泻药、镇静、催眠药、抗精神病药、麻醉药等	1~2分
合计	

四、跌倒防范

1.危险因素评估 评估患者的认知、感觉和活动能力。

2.采取针对性预防措施 根据老年人的具体情况，采取相应的防范措施，并对老年人、家属或陪护人员进行安全告之和健康指导及有关注意事项，加以防范。

3.日常活动安排 日常安排合理，提供适宜帮助，协助搀扶上厕所，提供移动帮助。

4.环境布置 环境整洁，光线适宜，物品不阻塞过道，走廊不堆放物品，保持通畅无障碍；地面保持完好，损坏应及时修补，地面保持干燥，拖地时不可过湿并放防滑标识。

五、跌倒应对

发现老年人跌倒后，首先要评估老年人的意识状态，根据老年人意识状态以及伤情的不同，采取不同的应对措施。

1.意识清醒 对于跌倒后意识清楚的老年人，要进一步评估老年人的伤情，分类进行处理。①询问老年人跌倒的情况及对跌倒过程是否有记忆，如不能记起跌倒过程，可能为晕厥或脑血管意外，应立即护送老年人到医院诊治或拨打急救电话；②询问是否有剧烈头痛或口角歪斜、言语不利、手脚无力等提示脑卒中的情况，如有，立即扶起老年人可能加重脑出血或脑缺血，使病情加重，应立即拨打急救电话；③有外伤、出血，立即止血、包扎并护送老年人到医院进一步处理；④查看有无肢体疼痛、畸形、关节异常、肢体位置异常等骨折情形，如无相关专业知识，不要随便搬动，以免加重病情，应立即拨打急救电话；⑤查询有无腰、背部疼痛，双腿活动或感觉异常及大小便失禁等提示腰椎损害情形，如无相关专业知识，不要随便搬动，以免加重病情，应立即拨打急救电话；⑥如老年人试图自行站起，可协助老年人缓慢起立，坐、卧休息并观察，确认无碍后方可离开。

2.意识不清 如果判断老年人意识不清，应立即拨打急救电话，并采取以下措施。①有外伤、出血，立即止血、包扎；②有呕吐，将头偏向一侧，并清理口、鼻腔呕吐物，保证呼吸通畅；③有抽搐，移至平整软地面或身体下垫软物，防止碰、擦伤，必要时牙间垫硬物，防止舌咬伤，不要硬掰抽搐肢体，防止肌肉、骨骼损伤；④如呼吸、心跳停止，应立即进行胸外心脏按压、口对口人工呼吸等急救措施；⑤如需搬动，保证平稳，尽量平卧。

任务实施与评价

跌倒的应对任务实施与评价，见表10-7。

表10-7　跌倒的应对操作流程及质量控制标准

项目	评分标准	得分	扣分标准	扣分
素质要求 （5分）	1.报告姓名、操作项目，语言流畅，仪表大方，轻盈矫健	2	紧张、不自然，语言不流畅	1
	2.衣帽整洁，着装符合要求	3	衣、帽、鞋不整洁	3
评估、计划质量标准 （20分）	1.评估环境：操作环境安全、宽敞清洁、光线充足	5	未评估环境	5
	2.评估老年人：判断老年人的意识状态，了解老年人伤情，不要急于扶起	5	未评估直接扶起	5
	3.洗手、戴口罩	2	未洗手 未戴口罩	1 1
	4.物品准备：根据伤情准备物品	8	每少一项用物扣1分	1
实施质量标准 （75分）	1.呼救帮忙，查看老年人摔倒时间	4	未呼救 未查看摔倒时间	2 2
	2.用合理的方式判断老年人有无剧烈头痛或口角歪斜、言语不利、手脚无力	4	每少一项扣1分	1
	3.检查头部有无外伤	4	未检查	4
	4.检查颈部有无外伤、骨折、脱位	6	每少一项扣1分	2
	5.检查有无腰、背部疼痛，双腿活动或感觉异常等腰椎损害情形	4	每少一项扣1分	2
	6.用正确的方式查看有无肢体疼痛、外伤、畸形、关节异常、肢体位置异常等骨折情形	4	每少一项扣1分	1
	7.检查老年人有无其他情况，如有特殊情况，护理员针对不同情况正确处理	4	未检查 未处理	2 2
	8.测量老年人血压是否平稳	4	未测量	4
	9.如老年人没有骨折、脑卒中等不能轻易挪动的情况，并且生命体征平稳，护理员则缓慢、分步骤将老年人从地上扶起，方法正确（安全、规范、有效、节力、尊重）	6	方法不正确	6
	10.注意应用老年人自身力量	2	未应用	2
	11.协助老年人取适宜体位（安全、舒适、尊重）	4	体位不安全	4
	12.操作过程中护理员手法娴熟，关键位点掌握好	2	手法不熟练	2
	13.老年人在操作过程中，未发生不良后果和伤害	4	发生不良后果	4

续表

项目	评分标准	得分	扣分标准	扣分
实施质量标准（75分）	14.物品放置合理，环境布置适宜	4	物品放置不合理 环境布置不适宜	2 2
	15.操作中关注老年人的不良情绪或异常反应，尊重老年人，并注意沟通交流，及时、妥当、有效解决，满足老年人的需求	4	未及时、妥当、有效解决，未满足老年人的需求	4
	16.整理床单位 （1）被褥平整干燥无褶皱，拉上床挡 （2）和老年人沟通，告知注意事项	5	未整理床单位置 未告知注意事项	5 5
	17.照护人员洗净双手	5	未洗手	5
	18.记录：内容包括跌倒时间、受伤部位及程度、处理方法，发现异常及时报告	5	未记录 记录不全，每少一项扣1分	5 1

 证考链接

跌倒的应对

任务五　摔伤后初步处理

学习目标

知识目标：能正确叙述老年人摔伤后急救处理方法；急救软组织挫伤的处理方法。

能力目标：能对摔伤后的老年人采取急救处理方法，进行初步处理；急救冷敷法操作熟练，动作轻柔。

素质目标：培养学生专业服务的感召能力，做到情理交融、主动沟通、疾苦共担。

任务导入

周奶奶，75岁。夜间如厕时不慎跌倒，左脚踝扭伤、肿胀。呼唤照护人员，照护人员赶到现场询问其摔伤情况，老年人意识清楚，焦虑，主诉左脚踝疼痛、肿胀，检查脚部无伤口。根据老年人的情况，照护人员需对老年人进行冷敷，以减轻疼痛与肿胀。

任务分析

　　跌倒是我国65岁以上老年人伤害死亡的首位原因。发现老年人跌倒，不要急于扶起，要分情况进行处理（见任务一　跌倒应对）。如果发现老年人有外伤、出血，应立即止血、包扎并护送老年人到医院进一步处理。

 知识拓展

一、如何处理老年人跌倒后造成的损伤

1.外伤处理

（1）清创及消毒：表皮外伤，用过氧化氢、生理盐水进行清创，也可用碘伏进行消毒。

（2）止血及消炎：根据破裂血管的部位，采取不同的止血方法。

2.扭伤及肌肉拉伤处理　扭伤及肌肉拉伤时，要使受伤处制动，可以冷敷减轻疼痛，在承托受伤部位的同时可用绷带结扎紧实。

3.骨折处理　骨折或疑为骨折时，要避免移动伤者或伤肢，对伤肢加以固定与承托（有出血者要先止血后固定），使伤员在运送过程中不因搬运、颠簸而使断骨刺伤血管、神经，避免额外损伤，加重病情。

4.颈椎损伤处理　跌倒时若头部着地可造成颈椎脱位和骨折，多伴有脊髓损伤、四肢瘫痪。必须在第一时间通知急救中心来抢救。现场急救时，应让伤者就地平躺或将伤员放置于硬质木板上，颈部两侧放置沙袋，使颈椎处于稳定状态，保持颈椎与胸椎轴线一致，切勿过伸、过屈或旋转。

5.颅脑创伤　轻者为脑震荡，一般无颅骨骨折，有轻度头痛、头晕，可出现昏迷，但不超过30分钟。重者颅骨骨折可致脑出血、昏迷不醒。对颅脑创伤者，要分秒必争，及时通知急救中心前来救治。要安静卧床，保持呼吸道通畅。

二、急性软组织损伤

　　急性软组织损伤指人体运动系统、皮肤以下骨骼之外的组织所发生的一系列急性挫伤和/或裂伤，包括肌肉、韧带、筋膜、肌腱、滑膜、脂肪、关节囊等组织以及周围神经、血管不同情况的急性损伤。

三、急性软组织损伤后处理

受伤处24小时内给予局部冷敷，24小时后考虑热敷或理疗。局部制动，抬高患肢15°~30°，以减轻肿胀和疼痛。待病情稳定后，可指导患者配合理疗、按摩，进行功能锻炼，以促进功能恢复。

1.冷敷法　是冷疗法的一种，用冰袋或湿毛巾敷在皮肤表面，促使局部毛细血管收缩，减轻局部充血或出血，控制炎症扩散；抑制神经细胞的感觉功能，减轻疼痛，具有降温、止血、镇痛的作用。

（1）冰袋冷敷：在冰袋里装入半袋或1/3袋碎冰或冷水，排出袋内空气，用夹子夹紧袋口，放在额头、腋下、腹股沟等处。没有冰袋时，用塑料袋亦可。随着科技的发展，冰袋种类逐渐多元化，除传统冰袋外，还有一次性捏碎即用冰袋。

（2）毛巾冷敷：把毛巾或敷布浸湿在冷水或冰水内，拧干后敷在患处，最好两块布交替使用，敷后用毛巾擦干。

2.冷疗应用禁忌

（1）组织破损及慢性炎症：由于冷疗使局部毛细血管收缩，血流量减少，致使组织营养不良，影响伤口愈合及炎症吸收。

（2）局部血液循环明显不良：冷疗会加重血液循环障碍，导致局部组织缺血、缺氧，甚至出现变性、坏死。

（3）对冷刺激格外敏感：有些老年人对冷刺激格外敏感，冷疗后会出现皮疹、关节疼痛、肌肉痉挛等情况，因此不能用冷疗。

（4）禁用冷疗的部位　①枕后、耳郭、阴囊处：冷疗后容易引起冻伤。②心前区：冷疗会出现反射性心率减慢、心房或心室纤颤、房室传导阻滞。③腹部：冷疗会造成腹泻。④足底：冷疗不仅会收缩末梢血管影响散热，而且会反射性地引起一过性冠状动脉收缩，可诱发心绞痛。

任务实施与评价

摔伤后初步处理任务实施与评价，见表10-8。

摔伤后初步
处理操作视频

表10-8　摔伤后初步处理操作流程及质量控制标准（以踝部扭伤为例）

项目	评分标准	得分	扣分标准	扣分
素质要求 （5分）	1.报告姓名、操作项目，语言流畅，仪表大方，轻盈矫健	2	紧张、不自然，语言不流畅	1
	2.衣帽整洁，着装符合要求	3	衣、帽、鞋不整洁	3

续表

项目	评分标准	得分	扣分标准	扣分
评估、计划质量标准（20分）	1.评估环境：安静整洁	2	未评估	2
	2.与老年人沟通，安抚老年人	2	未沟通 沟通不畅	2 1
	3.评估老年人床号、姓名、意识状态、受伤经过、踝部受伤情况	4	评估内容每缺少1项扣1分	1
	4.协助老年人取舒适体位，嘱勿随意活动。告知老年人冷敷的目的、方法，取得老年人理解和配合	3	未协助老年人取舒适体位 未告知	2 1
	5.照护人员准备：洗净双手	2	未洗手或洗手不合格	2
	6.老年人准备：取舒适体位，勿随意活动；理解和配合	2	未准备体位 未取得合作	1 1
	7.物品准备：一次性医用冰袋、冷敷标签、垫巾、毛巾、记录单、笔	5	每少或多一项用物扣1分	1
实施质量标准（75分）	1.立即报告医务人员或家属，或拨打急救电话	2	未报告或拨打电话	2
	2.沟通：照护人员再次向老年人解释冷敷的目的、方法等，取得老年人的配合	3	未沟通 沟通不畅	3 1
	3.左脚踝部制动抬高；在冷敷部位左脚踝下面垫一次性垫巾	15	老年人左脚踝部抬高未高于心脏水平 未铺垫巾	10 5
	4.找到冰袋里面的液体包，用力捏破内袋，3秒钟内即可制冷；抖动冰袋，均匀摇晃，将冰袋内容物充分混合，冰袋会在2分钟内使冰点降至0~5℃	15	未上下抖动 冰袋冰点未降至5℃以下	5 10
	5.用毛巾将冰袋包裹起来冷敷在患处	5	未用毛巾包裹冰袋	5
	6.在冷敷标签上注明老年人姓名、冷敷部位和时间，班班交接	10	标签内容每缺少1项扣3分	3
	7.随时巡视老年人情况，了解老年人患处皮肤反应，并观察老年人有无其他不适	5	未观察、询问	5
	8.20分钟后取下冰袋和毛巾，撤去垫巾。协助老年人取舒适体位	10	未在规定时间内取下 未协助老年人取舒适体位	5 5
	9.洗净双手	5	未洗手	5
	10.在记录单上记录老年人姓名、冷敷部位、时间、局部皮肤情况	5	未记录 记录不全，每少一项扣1分	5 1

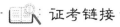

摔伤后初步处理

任务六　外伤初步止血包扎

▶▶学习目标

知识目标：能正确叙述各种外伤包扎的处理方法；各种类型血管出血特点；常用外伤包扎材料。

能力目标：能对老年人外伤进行初步应急止血包扎，处理方法操作熟练，动作轻柔。

素质目标：培养学生专业服务的感召能力，做到情理交融、主动沟通、疾苦共担。

任务导入

黄爷爷，76岁。自理老年人，高血压病史30余年，口服药物治疗，服药规律，血压控制在（140~150）/（90~100）mmHg，精神状态良好。晨起洗漱时不慎滑倒，摔倒后右侧肘部着地，呼唤照护人员。照护人员赶到现场询问其摔伤情况，观察右侧肘部有2cm×2cm伤口，伤口处皮肤肿胀，有暗红色血液缓慢流出。老年人意识清楚，焦虑，主诉右侧肘部伤口处疼痛、出血，无其他不适。根据老年人的情况，照护人员需对老年人进行包扎止血，以减轻疼痛防止再次损伤。

任务分析

一、出血部位判断

外伤出血分为内出血和外出血。内出血主要到医院救治，外出血是现场急救重点。出血分为动脉出血、静脉出血、毛细血管出血。若现场能鉴别，对选择止血方法有重要价值。

1.动脉出血　血色鲜红，有搏动，量多，速度快呈喷射状，与脉搏节律相同，危险性大。

2.静脉出血　血色暗红，血流较缓慢，呈持续状，不断流出，较动脉出血危险性小。

3.毛细血管出血　血色鲜红，血液从整个伤口创面渗出，一般不容易找到出血点，常可以自动凝固止血，危险性小。

二、止血方法选择

出血部位不同，出血性质不同，危险性不同，采取的止血方法也有所区别。小伤口出血，只需用清水或生理盐水冲洗干净，覆盖无菌纱布、棉垫，再用绷带加压缠绕即可。静脉出血，除上述包扎止血方法外，还需压迫伤口止血，用手或其他物品在包扎伤口上方的敷料上施加压力，使血流变慢、血凝块易于形成。这种压力必须持续5~15分钟才可奏效。将受伤部位抬高也有利于静脉出血的止血。动脉出血宜先用指压法止血，根据情况再改用其他方法如加压包扎法等。

1.指压动脉止血法　用手指压迫伤口近心端动脉，将动脉压向深部的骨骼，血管压闭，阻断血液流通以达到止血目的。适用于头部和四肢动脉的大出血，以及较大范围的静脉和毛细血管出血。

2.加压包扎止血法　适用于毛细血管出血、小动脉或中、小静脉出血。先用无菌纱布覆盖伤口，再用三角巾或者绷带适当加压包扎，加压的强度以达到止血为宜。必要时可用手掌均匀加压。包扎时敷料垫厚、压力适当、包扎范围大，同时抬高患肢以避免因静脉回流受阻而增加出血。一般10~20分钟即可止血。

三、包扎术

包扎伤口的目的是保护伤口免受再污染、压迫止血、固定敷料以及减轻疼痛。最常用的包扎材料是绷带、三角巾、四头带等。紧急情况下可用干净的毛巾、衣服、被单等代替。常用的包扎方法为卷轴绷带包扎。

绷带包扎使用传统实用的制式敷料，是包扎技术的基础。可随肢体部位的不同采用不同的包扎方法，用于制动、固定敷料和夹板、加压止血、促进组织液的吸收或防止组织液流失、支撑下肢以促进静脉回流。常用绷带有棉布、纱布和弹力绷带及石膏绷带等多种类型，卷轴绷带包扎方法如下。

1.环形包扎法　是最基本、最常用的绷带包扎法。适用于绷带包扎开始与结束时固定带端及颈、腕、胸、腹等周径相近部位的小伤口。将绷带做环形的重叠缠绕，下一周将上一周绷带完全覆盖，再用胶布将带尾固定，或将带尾中间剪开分成两头，打结固定（图10-1）。

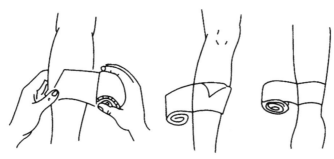

图10-1 环形包扎法

2.蛇形包扎法 多用于固定敷料与夹板。可先将绷带以环形法缠绕数圈，然后以绷带宽度为间隔，斜形上缠，各周互不遮盖。

3.螺旋形包扎法 适用于包扎躯干和四肢等周径基本相同的部位。先按环形法缠绕数圈，然后每一周压盖前一圈绷带的1/3~1/2，呈螺旋状（图10-2）。

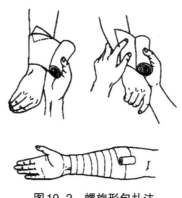

图10-2 螺旋形包扎法

4.螺旋反折法 用于周径不等部位，如前臂、小腿等处的包扎。包扎时每一周均把绷带先向下反折一定角度，随后再呈螺旋形向上缠绕。每次反折点需对齐并遮盖其上一周的1/3~1/2（图10-3）。

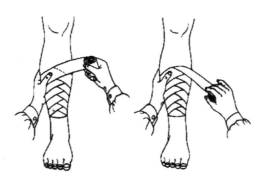

图10-3 螺旋反折法

5. "8" 字形包扎法 适用于屈曲的关节，如肘、膝等部位。先用环形法固定带端，然后用螺旋法向上斜形包扎，接近关节时，重复做 "8" 字形缠绕。并压住前一圈的 1/3~1/2（图10-4）。

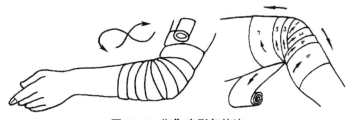

图10-4 "8" 字形包扎法

 知识拓展

包扎注意事项：

1. 操作时动作轻巧，不要碰触伤口，以免增加出血量或加重疼痛。

2. 接触伤口的敷料保持无菌，以免增加伤口感染概率。

3. 包扎时力度适当，不要过紧或过松，以免影响伤口愈合。

4. 包扎四肢应将指（趾）端外露，利于观察皮肤血液循环。

5. 打结固定时，结应放在肢体的外侧面，忌在伤口、骨隆突或易受压部位打结。

任务实施

外伤初步止血包扎任务实施与评价，见表10-9。

外伤初步止血
包扎操作视频

表10-9 外伤初步止血包扎操作流程及质量控制标准（以肘部受伤出血为例）

项目	评分标准	得分	扣分标准	扣分
素质要求（5分）	1.报告姓名、操作项目，语言流畅，仪表大方，轻盈矫健	2	紧张、不自然，语言不流畅	1
	2.衣帽整洁，着装符合要求	3	衣、帽、鞋不整洁	3
评估、计划质量标准（20分）	1.评估环境：安静整洁	2	未评估	2
	2.和老年人沟通，安慰老年人	2	未沟通 沟通不畅	2 1
	3.评估老年人的床号、姓名，意识状态、受伤经过、肘部受伤情况	4	评估内容每缺少1项扣1分	1

续表

项目	评分标准	得分	扣分标准	扣分
评估、计划质量标准（20分）	4.协助老年人取舒适体位，嘱勿随意活动。告知老年人止血包扎的目的，以取得老年人的配合	3	未协助老年人取舒适体位 未告知	2 1
	5.照护人员准备：洗净双手	2	未洗手或洗手不合格	2
	6.老年人准备：取舒适体位，勿随意活动；理解和配合	2	未准备体位 未取得合作	1 1
	7.物品准备：无菌纱布、绷带、胶布、消毒剂、棉签、记录单、笔	5	每少或多一项用物扣1分	1
实施质量标准（75分）	1.立即报告医务人员或家属，或拨打急救电话	2	未报告或拨打电话	2
	2.沟通：照护人员再次向老年人解释止血包扎的目的、方法和注意事项等，取得老年人的配合	3	未沟通 沟通不畅	3 1
	3.肘部屈曲90°呈功能位	10	未置肘部于功能位	10
	4.用棉签蘸消毒剂简单消毒伤口；用无菌纱布（或清洁手帕等）覆盖伤口	10	未消毒 伤口未覆盖纱布	5 5
	5.左手持绷带一端，右手持绷带轴，绷带外面贴近包扎部位的皮肤，首先环形包扎两周，然后进行"8"字包扎	20	手持绷带手法错误 开始未进行环形包扎两周 未采用"8"字包扎法	10 5 5
	6.右手将绷带从右下越过关节向左上包扎，绕过后面。再从右上（近心端）越过关节向左下包扎，使呈"8"字形，每周覆盖上周的1/3到1/2，如此反复包扎范围为关节上10cm，关节下10cm	10	动作不熟练 包扎范围未达到要求	10
	7.最后在关节上方环形包扎两周，用胶布将绷带尾端固定	5	最后未采用环形包扎两周	5
	8.协助老年人取舒适体位。随时巡视老年人情况，观察老年人伤口出血情况、纱布渗血情况，了解老年人有无其他不适	10	未协助老年人取舒适体位 未观察、询问	5 5
	9.洗净双手	5	未洗手	5
	10.在记录单上记录老年人姓名、包扎部位、包扎方法、时间、局部皮肤情况	5	未记录 记录不全，每少一项扣1分	5 1

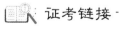 证考链接

外伤初步止血包扎

任务七　骨折后初步固定

▶▶学习目标

知识目标：能正确叙述老年人常见骨折的临床表现和体征；老年人发生骨折的危险因素；老年人骨折后的常用固定的方法；如何预防骨折。

能力目标：骨折固定操作熟练，动作轻柔。

素质目标：培养学生专业服务的感召能力，做到情理交融、主动沟通、疾苦共担。

任务导入

潘奶奶，76岁。自理老年人，入院记录显示老年人有高血压病史30余年，口服药物治疗，服药规律，血压控制在（140~150）/（90~100）mmHg，精神状态良好。雨后下台阶时不慎滑倒，摔倒后右侧手掌着地，右侧腕部剧痛难忍，不敢活动，用左手托付右侧手腕部，呼唤照护人员。照护人员赶到现场询问其摔伤情况，观察右侧腕部呈"餐叉"样畸形，腕部表面皮肤无擦伤和伤口，老年人意识清楚，焦虑，主诉右侧腕部剧痛难忍，疑似腕部骨折，无其他不适。根据老年人的情况，照护人员需对老年人骨折部位进行妥善固定，以减轻疼痛防止再次损伤。

任务分析

一、骨折判断及伤情评估

骨折就是指骨的完整性或连续性受到破坏。其表现分为一般表现和特有体征。

1.一般表现　局部疼痛、肿胀、青紫和功能障碍。

（1）疼痛：突出表现是剧烈疼痛，受伤处有明显的压痛点，移动时有剧痛，安静时则疼痛减轻。根据疼痛的轻重和压痛点的位置，可以初步判断骨折的部位。无移位的骨折只有疼痛没有畸形，但局部可有肿胀和/或血肿。

（2）肿胀或瘀斑：出血和骨折端的错位、重叠，都会使外表呈现肿胀现象，瘀斑严重。

（3）功能障碍：原有的运动功能受到影响或完全丧失。

2.特有体征

（1）局部畸形：骨折端移位可使患肢外形发生改变，主要表现为缩短、成角、延长等。

（2）反常运动：正常情况下肢体不能活动的部位，骨折后出现不正常的活动。

（3）骨擦音或骨擦感：骨折后两骨折端相互摩擦撞击，可产生骨擦音或骨擦感。

以上三种体征只要发现其中之一即可确定为骨折，但未见此三种体征者也不能排除骨折的可能，如嵌插骨折、裂缝骨折。

3.血管、神经损伤的检查　上肢损伤检查桡动脉有否搏动，下肢损伤检查足背动脉有否搏动。触压伤员的手指或足趾，询问有无感觉异常（麻木或感觉消失等），手指或足趾能否自主活动。

二、骨折固定

骨折固定目的：①制动，减少伤员的疼痛；②避免损伤周围组织、血管、神经；③减少出血和肿胀；④防止闭合性骨折转化为开放性骨折；⑤便于搬运伤员。凡疑有骨折者均应按骨折处理。

根据现场的条件和骨折的部位采取不同的固定方式。固定要牢固，不能过松或过紧。在骨折和关节突出处要加衬垫，以加强固定和防止皮肤受压损伤。根据伤情选择固定器材，也可根据现场条件就地取材。

1.置伤员于适当位置，就地施救，首先检查老年人的意识、呼吸、脉搏及处理严重出血。

2.暴露骨折部位，不要拉动患肢，如有外露骨端不要送回伤口内，开放性骨折现场不冲洗，不涂药，应该先止血、包扎再固定。

3.用绷带、三角巾、夹板固定受伤部位，夹板与皮肤、关节、骨突出部位之间加衬垫，固定时操作要轻。夹板的长度应能将骨折处的上下关节一同加以固定。

4.先固定骨折的上端（近心端），再固定下端（远心端），绑带不要系在骨折处，骨折两端应该分别固定至少两条固定带。

5.前臂、小腿部位的骨折尽可能在损伤部位的两侧放置夹板固定，以防止肢体旋转及避免骨折断端相互接触。固定时，在可能的条件下，上肢为屈肘位，下肢呈伸直位。

6.应露出指（趾）端，便于检查末梢血运。固定伤肢后，如有可能应将伤肢抬高。

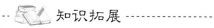　**知识拓展**

　　由于老年人骨吸收过多或骨形成不足，导致骨量减少和骨微细结构改变，形成骨质疏松，骨骼变脆、强度降低；同时老年人肌肉萎缩、肌腱硬化，活动时肌肉、韧带等对维持身体平衡和自我保护的能力明显减低，故老年人运动或跌倒时易骨折。

一、老年人常见骨折

髋部骨折、胸腰椎骨折、桡骨远端骨折是老年人常见的骨折。

1. 髋部骨折　髋部骨折包括股骨颈骨折和股骨粗隆间或转子间骨折，多发生于老年女性。多为摔倒或滑倒时，身体发生扭转，一侧臀部着地，间接暴力传导致使骨折发生。由于其特殊的解剖特点，股骨颈骨折发生后期不愈合率为10%~20%，股骨头坏死的发生率在20%以上。伤后需长期卧床，极易发生坠积性肺炎、压疮、泌尿系感染等并发症，致死率高。粗隆间骨折则相对容易愈合，但易发生髋内翻，即患肢短缩、跛行等。

股骨颈骨折临床表现为患侧髋部疼痛，活动受限，患肢呈短缩外旋畸形，检查见大转子上移。但嵌插骨折畸形不明显，仍可勉强行走，X线片可明确诊断。老年人摔倒受伤后，髋部肿胀、瘀斑，下肢不能活动，外旋畸形明显，应怀疑粗隆间骨折。

2. 胸腰椎骨折　骨质疏松往往首先累及脊柱的椎体，故老年人脊柱骨折常发生在胸腰椎。骨折的发生可以没有典型的受伤姿势，比如久坐、弯腰持物等均有可能导致骨质压缩。有些老年人随着年龄的增长，变矮或者驼背，往往是多个胸腰椎发生了病理性的压缩性骨折所致。有些老年人摔倒后臀部着地，传达暴力致椎体发生压缩性骨折或骨裂，此时多伴有急性腰痛、不能活动。如出现这种情况，应将老年人平卧于硬板床上，及时送医院，不可盲目背、拉、拖等，以使骨折碎片向后移位，损伤脊髓、神经等。这类骨折发生后，也需要长期卧床。

3. 桡骨远端骨折　即腕关节骨折，也是老年人的一种常见骨折。其典型受伤姿势为摔倒时手掌着地，腕关节背伸致腕关节桡骨远端骨折，常常由于骨质疏松发生粉碎性的骨折。伤后可见腕部疼痛、肿胀、不能活动，由于骨折远端多向桡、背侧移位，近端向掌侧移位，可出现典型的畸形体征，即侧面看呈"餐叉"畸形，正面看呈"枪刺样"畸形。这类骨折治疗相对简单，通过及时复位固定，多可获得满意效果。

二、常见骨折的固定方法

老年人骨折后，在去医院就诊前，照护人员可协助医务人员用夹板或其他固定器材为老年人进行临时固定。

1. 上肢前臂骨折固定方法

（1）两块夹板分别置于前臂掌侧和背侧（有棉衬垫的夹板可以直接用，没有棉衬垫的夹板需在皮肤上垫棉垫才可用，也可用书本、杂志垫于前臂下方或外侧），其长度超过肘关节至腕关节；如用一块夹板则置于背侧，用绷带或三角巾将两端固定。

（2）用三角巾使肘关节屈曲90°悬吊在胸前。

（3）指端露出，检查末梢血液循环。

2.上臂骨折固定方法

（1）用长、短两块夹板，长夹板放于上臂的后外侧，短夹板置于前内侧；如用一块夹板应置于外侧，如无夹板可用纸板或杂志、书本代替。随后在骨折部位上下两端固定。

（2）用三角巾将上肢悬吊在肘关节屈曲90°。

（3）指端露出，检查末梢血液循环。

3.大腿骨折固定方法

（1）老年人平躺，踝关节保持在背屈90°位置。

（2）两块夹板分别置于下肢内、外侧或仅在下肢外侧放一块夹板，外侧夹板从腋下至足跟下3cm，内侧夹板从腹股沟至足跟下3cm，然后用绷带或三角巾依次固定骨折上下端，然后固定腋下、腰部、髋部、小腿、踝部。

（3）趾端露出，检查末梢血液循环。

4.小腿骨折固定方法

（1）用两块夹板分别置于下肢内、外侧，长板长度从伤侧髋关节到外踝，短板从大腿根内侧到内踝。用绷带或三角巾先固定骨折上下两端，然后固定髋部、大腿、踝部。

（2）趾端露出，检查末梢血液循环。

5.胸腰椎骨折固定方法

（1）伤者仰卧，嘱其不能转动或扭动身体。

（2）一人双手分别扶住伤者肩和髋部，将其置于侧卧位，检查胸腰椎初步确定骨折部位。

（3）另一人将脊柱板或硬板担架放于伤员身体侧方。

（4）将伤员放于脊柱板上并平移至脊柱板中央。

（5）在伤员肩胛下、腰部、膝下及双下肢之间加衬垫，用固定带固定伤员于脊柱板上，随时观察伤员的生命体征。

任务实施与评价

骨折后初步的固定任务实施与评价，见表10-10。

骨折后初步的
固定操作视频

表10-10　骨折后初步的固定操作流程及质量控制标准（以右腕部骨折为例）

项目	评分标准	得分	扣分标准	扣分
素质要求（5分）	1.报告姓名、操作项目，语言流畅，仪表大方，轻盈矫健	2	紧张、不自然，语言不流畅	1
	2.衣帽整洁，着装符合要求	3	衣、帽、鞋不整洁	3

续表

项目	评分标准	得分	扣分标准	扣分
评估、计划质量标准（20分）	1.评估环境：安静整洁	2	未评估	2
	2.和老年人沟通，安慰老年人	2	未沟通 沟通不畅	2 1
	3.评估老年人的床号、姓名、意识状态、摔伤经过、右侧腕部受伤情况	4	评估内容每少一项扣1分	1
	4.协助老年人原地坐好，嘱勿随意活动，告知骨折固定的目的、方法和注意事项，以取得老年人的配合	3	未告知 告知内容每少一项扣1分	3 1
	5.照护人员准备：洗净双手	2	未洗手或洗手不合格	2
	6.老年人准备：理解和配合；保持右侧上肢屈曲位，不随意移动	2	未准备体位 未取得合作	1 1
	7.物品准备：绷带2卷、三角巾1个、内衬有棉垫的夹板2个、记录单、笔、洗手液	5	每少或多一项用物扣1分	1
实施质量标准（75分）	1.立即报告医务人员或家属，或拨打急救电话	5	未完成报告	5
	2.沟通：照护人员再次向老年人解释骨折固定的目的、方法和注意事项等，取得老年人的配合	3	未沟通 沟通不畅	3 1
	3.安排老年人取舒适体位	2	未安置体位	2
	4.取两块夹板分别置于前臂掌侧和背侧，其长度超过肘关节和腕关节	10	夹板放置不符合要求	10
	5.用绷带对夹板进行固定。先固定肘关节；再用绷带"8"字形固定腕关节，检查手指末端血运情况	20	肘部未屈曲90°呈功能位 固定不符合要求 未检查血运	10 8 2
	6.将右侧肢体肘部屈曲90°放在三角巾上，然后将两个底角分别绕过颈左右两侧，在颈侧方打结，检查手指末端血运情况	15	固定不符合要求 未检查血运	13 2
	7.随时观察并询问老年人有何不适	5	未观察、询问	5
	8.协助老年人取舒适体位	5	未安置体位	5
	9.洗净双手	5	未洗手	5
	10.在记录单上记录老年人姓名、疑似骨折部位、方法、时间、局部情况	5	未记录 记录不全，每少一项扣1分	5 1

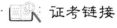 证考链接

骨折后初步的固定

任务八 骨折后搬运

>> 学习目标

知识目标：掌握常用老年人骨折搬运方法；常用的搬运工具。

能力目标：搬运骨折老年人的方法操作熟练，动作轻柔；能熟练使用搬运工具。

素质目标：培养学生专业服务的感召能力，做到情理交融、主动沟通、疾苦共担。

任务导入

秦爷爷，71岁，自理老年人。老年人有高血压病史40余年，口服药物治疗，服药规律，血压控制在（135~145）/（90~100）mmHg，精神状态良好。下台阶时迈空摔倒，臀部着地，腰部剧痛难忍，不敢活动，呼唤照护人员。照护人员赶到现场询问并检查其摔伤情况，老年人身上皮肤无红肿和伤口，意识清楚，焦虑。主诉腰部剧痛难忍。疑似腰椎骨折，无其他不适。根据老年人的情况，照护人员需将老年人妥善搬运至硬板担架，并固定以减轻疼痛，及时转运至医院进行下一步检查。

任务分析

搬运即使用运输器械或工具将老年人从一个地方转移到另一个地方。对于需要搬运转移有骨折的老年人，快速、规范、科学的搬运方法可以减少老年人的痛苦，保证老年人的安全，避免加重老年人的病情，或由此造成再次受伤。因此照护人员协助医务人员对骨折老年人及时、迅速、安全地搬运尤为重要。

一、常用老年人骨折搬运方法

1.**脊柱（胸腰椎）骨折担架搬运方法** 对疑有脊柱骨折者应尽量避免移动。若确实需要搬运，可采用平托法或滚动法移至脊柱板、硬担架或木板上。前者是由3~4人将老年伤者平托至担架上；后者是使老年伤者身体保持一条直线的状态，整体滚动至担架上。无论采用何种搬运方法，都应让老年伤者保持脊柱中立位。严禁1人抬头1人抬脚，或用搂抱的方法搬运，以免因增加脊柱弯曲而使碎骨片挤入椎管，从而造成或加重脊髓损伤。颈椎损伤者需使用颈托固定颈部并由专人托扶固定头部。搬运后用头部固定器、沙袋或折好的衣服放在颈部两侧以固定头颈部。

（1）3~4名照护人员单膝跪在老年伤者一侧，分别托起老年人头颈部、胸部、腰部、臀部、大腿部、膝关节、小腿部等，听从一人指挥，共同抬起老年人转移到硬板担架上，老年人仰卧于担架上。照护人员先将毛巾或软枕置于身体两侧进行保护，防止受压，再用固定带或三角巾将老年人固定于担架上，防止跌落损伤。

（2）担架搬运老年人时，老年人头部向后，足部向前，后面抬担架的照护人员，可以随时观察老年人的变化。

（3）抬担架者脚步行动要一致，前面人开左脚，后面人开右脚，平稳前进。

（4）一般应头略高于脚。向高处抬时（如上楼时），前面要放低，后面要抬高，以使老年人保持水平状态。向低处抬时（下楼时），则相反。

2.上肢骨折轮椅搬运方法　上肢骨折常选择轮椅搬运。将轮椅手刹刹住，照护人员在轮椅背后，用两手扶住座靠，嘱老年人扶着轮椅的扶手，身体置于椅座中部，抬头向后座靠坐稳。

3.单侧踝部骨折轮椅搬运　将轮椅放至床旁，并刹好手刹。扶老年人坐起，并移至床边，请老年人双手置于照护人员肩上，照护人员双手环抱老年人腰部，协助老年人下床。嘱老年人用其近轮椅侧之手，扶住轮椅外侧把手，转身坐入轮椅中，或由照护人员环抱老年人，协助老年人坐入轮椅中。过程中嘱老年人抬起患侧肢体，患侧切勿着地负重。

4.下肢骨折担架搬运　疑有下肢骨折的老年人，妥善固定后，由多人共同协调一致，将老年人安全转移至担架进行转送，老年人仰卧于担架上，照护人员用固定带将老年人固定于担架上，防止跌落损伤。其他方法参考"脊柱（胸腰椎）骨折担架搬运方法"。

二、搬运注意事项

1.需要移动老年伤者时，照护人员应先检查伤病是否已经得到初步处理，如止血包扎、骨折固定。

2.应根据老年伤者的伤病情况、体重、现场环境和条件。照护人员的人数和体力，以及转运路程远近等做出评估，选择适当的搬运护送方法。

3.平托搬运适用于颈椎、腰椎骨折的老年人或病情较重的老年人，且在搬运过程中尽量保持老年人身体平直，各部位受力均匀，避免再次伤害。平托搬运时应妥善固定头部，防止头、颈左右旋转活动。

4.胸、腰椎损伤的老年人应用脊柱板或硬板担架运送，老年人采取仰卧位，受伤的部位下方垫一约10cm厚的小枕或衣物。

5.担架搬运时，必须将老年人固定在担架上，以防途中滑落；老年人四肢不可靠近担架边缘，以免碰撞造成损伤。

6.使用轮椅时，老年人不可前倾、自行站起或下轮椅，以免摔倒，若身体不能保持平衡，应系安全带避免发生意外。

7.推轮椅过门槛时，翘起前轮，避免过大的震动，保证老年人安全；轮椅下坡时应减速，倒退行驶，即老年人背部朝坡下，面部朝坡上，并嘱老年人抓紧扶手。

8.搬运过程中，随时观察老年人病情变化，询问老年人有无不适。

 知识拓展

对肢体骨折或怀疑脊柱受伤的人员都需要使用器材搬运，可使老年人安全，避免加重损伤。

1.担架 担架搬运法为最常用的搬运方法。担架结构简单，轻便耐用。担架两边是平行的两根硬杆，中间为布制或是硬板作为支托，老年人可躺在中间，前后分别由两个人抬左右的硬杆进行搬运。可用于任何骨折老年人。脊髓骨折搬运时需用脊柱板或硬板作为支托。

2.轮椅 轮椅是装有轮子的椅子，分为电动和手动折叠轮椅。轮椅常用于老年人上肢或单侧踝部骨折的搬运。

3.平车 为常用转运工具，可用于任何疾病的老年人的转运。平车去掉下面的车架，上面就是简易的平车担架，也可以作为担架使用。

任务实施与评价

骨折后搬运任务实施与评价，见表10-11。

骨折后搬运
操作视频

表10-11 骨折后搬运操作流程及质量控制标准（以腰椎骨折为例）

项目	评分标准	得分	扣分标准	扣分
素质要求 （5分）	1.报告姓名、操作项目，语言流畅，仪表大方，轻盈矫健	2	紧张、不自然，语言不流畅	1
	2.衣帽整洁，着装符合要求	3	衣、帽、鞋不整洁	3
评估、计划质量标准 （20分）	1.评估环境：安静整洁	2	未评估	2
	2.和老年人沟通，安慰老年人	2	未沟通 沟通不畅	2 1
	3.评估老年人的床号、姓名、意识状态、摔伤经过、腰部受伤情况	4	评估内容每少一项扣1分	1
	4.协助老年人平卧，嘱勿随意活动，告知搬运的目的、方法和注意事项，取得老年人的配合	3	未告知 告知内容每少一项扣1分	3 1
	5.照护人员准备：洗净双手	2	未洗手或洗手不合格	2

续表

项目	评分标准	得分	扣分标准	扣分
评估、计划质量标准（20分）	6.老年人准备：理解和配合；平卧于原地，不随意活动	2	未准备体位 未取得合作	1 1
	7.物品准备：担架、软枕2个、固定带2个、毛巾、记录单、笔、洗手液	5	每少或多一项用物扣1分	1
实施质量标准（75分）	1.立即报告医务人员或家属，或拨打急救电话	5	未完成报告	5
	2.沟通：照护人员再次向老年人解释搬运的目的、方法和注意事项等，取得老年人的配合	3	未沟通 沟通不畅	3 1
	3.将担架平行放置于老年人身体一侧，在老年人躺下后腰部的位置垫一个用毛巾折成的小枕头	2	未按要求放置 未放置小枕头	1 1
	4.3名照护人员位于老年人另一侧，靠近头部的照护人员托起老年人头肩胸部，第二人托起老年人胸部和臀部，第三人托起老年人大腿、小腿部	10	托起位置不准确	10
	5.一人喊口令"开始"，三人同时用力抬起老年人，第四人将担架硬板移到老年人身体下方，三人缓慢将老年人放于担架上，腰部疼痛部位垫压在小枕头上	20	动作不协调 老年人身体扭曲 未垫好小枕头	5 10 5
	6.老年人身体两侧用软枕保护，用固定带固定于硬担架上	10	固定不符合要求	10
	7.抬担架平稳至指定位置	10	未运送至指定部位 运送过程不平稳	5 10
	8.转移搬运过程中随时观察老年人有无不适	5	未观察、询问	5
	9.洗净双手	5	未洗手	5
	10.在记录单上记录老年人姓名、疑似骨折部位、搬运方法、时间、局部情况	5	未记录 记录不全，每少一项扣1分	5 1

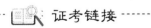

证考链接

骨折后搬运

任务九　吸氧

>> **学习目标**

　　知识目标：能正确叙述什么是缺氧；老年人的缺氧程度判断和吸氧适应证；如何为老年人实施吸氧。

　　能力目标：吸氧操作熟练，动作轻柔。

　　素质目标：培养学生注重老年人安全意识；具有细心、耐心和责任心的职业精神。

任务导入

　　张爷爷，78岁。身高170cm，体重75kg。20年慢性支气管炎病史，前两天受凉后出现咳嗽、咳痰、气喘现象。检查PaO_2 45mmHg、SaO_2 90%，医生医嘱给予低流量吸氧。根据医嘱，照护人员对老年人实施吸氧技术。

任务分析

一、缺氧概述

　　氧是生命活动所必需的物质，如果组织得不到足够的氧或不能充分利用氧，组织的代谢、功能甚至形态结构都可能发生异常改变，这一过程称为缺氧。氧气疗法指通过给氧，提高动脉血氧分压（PaO_2）和动脉血氧饱和度（SaO_2），增加动脉血氧含量（CaO_2），纠正各种原因造成的缺氧状态，促进组织新陈代谢，维持机体生命活动的一种治疗方法。

二、缺氧程度判断和吸氧适应证

　　缺氧程度根据临床表现及动脉血氧分压（PaO_2）和动脉血氧饱和度（SaO_2）来确定。

　　1.轻度缺氧　$PaO_2 > 6.67kPa$（50mmHg），$SaO_2 > 80\%$，无发绀，一般不需氧疗。如有呼吸困难，可给予低流量低浓度（氧流量1~2L/min）氧气。

　　2.中度缺氧　PaO_2 4.00~6.67kPa（30~50mmHg），SaO_2 60%~80%，有发绀、呼吸困难，需氧疗。

　　3.重度缺氧　$PaO_2 < 4kPa$（30mmHg），SaO_2 60%，显著发绀、呼吸极度困难、出现"三凹征"，是氧疗的绝对适应证。

血气分析检查是监测用氧效果的客观指标，当老年人 PaO_2 低于 50mmHg（6.6kPa）时，应给予吸氧。

该老年人查体 PaO_2 45mmHg，SaO_2 90%，属中度低氧血症，应给予吸氧。

三、氧气使用要求

1.带氧插管，带氧拔管　应先调节好氧流量，再给老年人插入吸氧管，确保氧气管道通畅；嘱老年人及家属勿擅自调节氧流量；停止吸氧时，务必先摘下鼻导管，后关闭氧流量开关，以免影响老年人呼吸。

2.氧气筒内氧气勿用尽　压力表内至少要保留0.5MPa，以免灰尘进入筒内，再充气会引起爆炸。对未用完或已用尽的氧气筒应分别悬挂"满"或"空"的标志，便于及时调换和急用时搬运。

3.注意用氧安全　做好用氧安全四防，即防油、防热、防火、防震，嘱老年人及家属勿在房内吸烟、点火；避免倾倒撞击氧气筒；氧气表及螺旋口上勿涂油，避免引起燃烧。

4.常用氧流量分类　低流量吸氧1~2L/min，中流量吸氧3~4L/min，高流量吸氧6~8L/min。

 知识拓展

一、供氧装置

1.氧气筒　为柱形无缝钢筒，可耐高压达14.7MPa，容纳氧约6000L。总开关在氧气筒的顶部，用来控制氧气的放出。使用时，将总开关沿逆时针方向旋转1/4周，即可放出足够的氧气，不用时将其沿顺时针方向旋紧即可。

（1）氧气表由以下几部分组成：①压力表：表上指针指的刻度表示筒内氧气的压力，以MPa（kg/cm^2）表示。压力越大，说明筒内氧气贮存量越多，氧气筒内氧气不能用尽，氧气表压力指针降到0.5MPa（$5kg/cm^2$）时即不可再用。②减压器：可以将来自氧气筒内的压力减低至0.2~0.3MPa，是一种弹簧自动减压装置，以使流量平衡，保证安全，便于使用。③流量表：内装有浮标，当氧气通过时，将浮标吹起，其上端平面所指的刻度，即表示每分钟氧气的流出量。④湿化瓶：瓶内装入1/3~1/2的冷开水或蒸馏水，通气管浸入水中，出气管和鼻导管相连。瓶内的水可湿润氧气，以免老年人呼吸道黏膜受干燥气体的刺激。

（2）装表法：氧气筒在存放时，应将氧气表装上，以备急用。①吹尘：将氧气筒置于架上，将总开关逆时针旋转打开，使少量氧气从气门冲出，随即迅速顺时针旋转关好总开关，以达清洁该处的目的，防止灰尘吹入氧气表内。②装表：

将氧气表与氧气筒的气门衔接并旋紧，使氧气表直立。③装湿化瓶：将湿化瓶连接到氧气表上。④检查气密性：先打开总开关，再关闭流量开关，检查各连接部位有无漏气，检查结果正常即可备用。

（3）氧流量和吸氧浓度换算：吸氧浓度（%）=21+4×氧流量（L/min）

2.中心供氧装置 医院氧气集中由供应站负责供给，设管道至老年人房间。供应站有总开关控制，各用氧单位配氧气表，打开流量表即可使用，此法迅速、方便。

装表法：将流量表安装在中心供氧管道氧气流出口处，接上湿化瓶；打开流量开关，调节流量，检查指示浮标能达到既定流量（刻度），全套装置无漏气后备用。

二、吸氧方法

1.双侧鼻导管法 适用于长期吸氧的老年人。操作方法：清洁老年人鼻腔，将双侧鼻导管与氧气表连接，调节适宜氧流量，将双侧鼻导管插入双鼻孔内，深约1cm，将导管环绕耳部并固定于颌下，松紧适宜。

2.鼻塞法 可避免鼻导管对黏膜的刺激，老年人感觉舒适，使用方便，两侧鼻孔还可交替使用，适用于长期吸氧的老年人。操作方法：清洁鼻腔，将鼻塞与橡胶管连接，调节适宜氧流量，将其塞入鼻孔，鼻塞大小以恰能塞住鼻孔为宜。

3.面罩法 适用于张口呼吸及病情较重的老年人。此法会影响老年人饮水、进食、服药、谈话等活动，且翻身时面罩易移位。操作方法：将氧气导管接于面罩上，调节氧流量为6~8L/min，将面罩紧贴老年人口鼻部，用松紧带绕在耳部。

4.氧气枕法 适用于家庭氧疗、抢救危重老年人或转移老年人途中。操作方法：将灌满氧气的氧气枕，接上湿化瓶，连接导管，调节氧流量，让老年人头枕氧气枕，借重力使氧气流出。新购置的氧气枕首次使用，应先用水反复冲洗、揉搓，直至洁净，以免老年人吸入氧气枕内的粉尘，引起吸入性肺炎，甚至窒息。

三、氧疗副作用

当氧浓度高于60%、持续时间超过4小时，可出现氧疗副作用。

1.氧中毒 其特点是肺实质的改变，表现为胸骨下不适、疼痛、灼热感，继而出现呼吸增快、恶心、呕吐、烦躁、断续的干咳。预防措施是避免长时间、高浓度氧疗，经常做血气分析，动态观察氧疗的治疗效果。

2.肺不张 吸入高浓度氧气后，肺泡内氮气被大量置换，一旦支气管有阻塞时，其所属肺泡内的氧气被肺循环血液迅速吸收，引起吸入性肺不张。表现为烦躁、呼吸、心率增快，血压上升，继而出现呼吸困难、发绀、昏迷。预防措施是鼓励老年人做深呼吸，多咳嗽和经常改变卧位、姿势，防止分泌物阻塞。

3.**呼吸道分泌物干燥** 氧气是一种干燥气体，吸入后可导致呼吸道分泌物黏稠、干燥，不易咳出，对纤毛运动有损伤。预防措施是氧气吸入前一定要先湿化再吸入，减轻刺激作用，并定期做雾化吸入。

4.**呼吸抑制** 见于Ⅱ型呼吸衰竭的老年人由于$PaCO_2$长期处于高水平，呼吸中枢失去了对二氧化碳的敏感性，呼吸的调节主要依靠缺氧对外周化学感受器的刺激来维持，吸入高浓度氧，解除了缺氧对呼吸的刺激作用，使呼吸中枢抑制加重，甚至呼吸停止。因此对Ⅱ型呼吸衰竭老年人应给予低浓度、低流量（1~2L/min）持续吸氧，维持PaO_2在60mmHg（8kPa）或SaO_2于90%或略高即可。

任务实施与评价

吸氧任务实施与评价，见表10-12。

吸氧操作视频

表10-12 吸氧操作流程及质量控制标准

项目	评分标准	得分	扣分标准	扣分
素质要求（5分）	1.报告姓名、操作项目，语言流畅，仪表大方，轻盈矫健	2	紧张、不自然，语言不流畅	1
	2.衣帽整洁，着装符合要求	3	衣、帽、鞋不整洁	3
评估、计划质量标准（20分）	1.评估环境：整洁安静，通风良好。房内氧气筒摆放位置5m内无明火，1m内无暖气。	5	评估环境不全	1
	2.评估老年人：年龄、意识状态、病情情况；检查鼻尖、耳郭、甲床有无发绀；检查双侧鼻孔有无硬结	4	未评估	3
	3.对于能够有效沟通的老年人，照护人员应询问老年人床号、姓名，了解缺氧情况，并向老年人讲解操作的目的、方法和注意事项，以取得老年人的配合	4	未沟通 沟通不畅	5 2
	4.洗手、戴口罩	2	未洗手 未戴口罩	1 1
	5.物品准备：氧气筒氧气吸入装置1套，流量表、湿化瓶，治疗碗（内盛冷开水），吸氧卡、吸氧管，棉签，纱布2块，扳手	5	每少或多一项用物扣1分	1
实施质量标准（75分）	1.沟通：携物品至老年人身旁，核对老年人姓名，照护人员再次向老年人解释操作的目的、吸氧时需要配合的动作以及注意事项等，取得老年人的配合	4	未沟通 沟通不畅	2 2

项目	评分标准	得分	扣分标准	扣分
实施质量标准（75分）	2.安装氧气压力表 （1）吹尘：逆时针旋转打开总开关，使小量气体从进门处流出吹走气门的灰尘，随即迅速关上，避免灰尘吹入氧气表 （2）装表：装氧气表，氧气表稍后倾，将表的螺帽与氧气筒的螺丝头衔接，用手初步旋紧，再用扳手拧紧，使氧气表直立于氧气筒旁 （3）装瓶：连接通气管后，将湿化瓶装在氧气表上旋紧，湿化瓶内装有1/3~1/2的冷蒸馏水（一次性湿化瓶除外） （4）检查通气：开总开关，关闭流量开关，用手检查衔接处无漏气	4	吹尘方法不对 装表方法不对 湿化瓶水量不对 有漏气	1 1 1 1
	3.清洁鼻腔：用两根棉签蘸温水轻轻擦拭老年人两侧鼻孔	1	操作不当	1
	4.连接吸氧管：打开吸氧管包装，将吸氧管单头插至流量表出气口	1	连接不正确	1
	5.调节流量：打开流量开关，遵医嘱调节氧流量，将吸氧管的鼻导管一端放入装有灭菌蒸馏水或冷水的治疗碗中有气泡冒出	2	未按医嘱调节流量	2
	6.带氧插管：将鼻导管轻轻插入老年人鼻腔，将鼻导管分支绕过老年人双耳至下颌，松紧适宜	20	未带氧插管	20
	7.记录 （1）在吸氧单上记录吸氧的时间，氧流量，挂于氧气筒上 （2）嘱老年人及家属不要随意自行调节氧流量；不要在房内吸烟，点火；不要在氧气表的衔接处涂油，避免引起燃烧；不要倾倒撞击氧气筒	20	未记录 未做健康教育	2 20
	8.停氧带氧拔管 （1）在吸氧过程中随时巡视观察老年人缺氧症状有无改善，有无氧疗副作用 （2）待缺氧症状改善后，遵医嘱停止吸氧，摘下氧气鼻导管，关闭氧气筒总开关 （3）放尽余气后关闭流量开关	20	未带氧拔管	20
	9.洗手记录 （1）照护人员洗净双手 （2）取下吸氧卡，记录停氧时间，并在余氧卡上记录余氧量	2	未洗手 未记录	1 1
	10.整理 （1）协助老年人取舒适体位 （2）鼻导管、一次性湿化瓶放入医疗垃圾桶	1	整理不合理	1

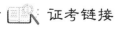 证考链接

吸氧

任务十 吸痰

任务导入

　　李爷爷，89岁，脑梗死。右侧肢体活动不灵活，慢性咳嗽、咳痰20余年，入住养老院。最近天气转凉感冒后，痰多黏稠不易咳出，口唇发绀，听诊老年人呼吸道内有大量分泌物无法咳出，而且痰液黏稠。医嘱予以吸痰。

任务分析

　　随着年龄增长，老年人常常身患多种疾病，身体虚弱，不能自行清除呼吸道分泌物，需要照护人员协助老年人进行吸痰。在此之前，照护人员需了解常用的吸痰装置，掌握吸痰的方法及注意事项，清除呼吸道分泌物，防止呼吸道堵塞，预防窒息，避免发生肺不张和肺部感染等并发症。

 知识拓展

一、吸痰法定义

　　吸痰法是利用负压的原理，经口、鼻或人工气道将呼吸道分泌物吸出，以保持呼吸道通畅的一种方法。

二、适应证

　　适用于年老体弱、危重、昏迷等各种原因引起的不能有效咳嗽排痰者，防止因咳嗽无力、咳嗽反射迟钝或会厌功能不全，导致痰液不能咳出或呕吐物误入气管，而发生吸入性肺炎、肺不张或窒息等。

三、吸痰装置

　　1.电动吸引器　电动吸引器主要由马达、偏心轮、气体过滤器、压力表、安全瓶和储液瓶组成。安全瓶和储液瓶容量均为1000ml，瓶塞上有两个玻璃管，并有橡胶管相互连接。接通电源后，马达带动偏心轮，从吸气孔吸出瓶内的空气，并由排气孔排出，这样不断地循环转动，便瓶内产生负压，将痰吸出。

2.中心负压吸引装置 医养结合的养老机构设中心负压装置，吸引器管道接到各病床床单位，使用时只需接上吸痰导管，开启开关即可吸痰，十分方便。

3.注射器吸痰 在紧急情况下，用50ml或100ml注射器连接导管进行抽吸。或者口对口吸痰，即操作者托起老年人下颌，使其头后仰并捏住老年人鼻孔，口对口吸出吸道的分泌物，解除呼吸梗阻症状。

四、注意事项

1.操作前检查吸引器性能是否良好，安装连接是否紧密正确。

2.严格执行无菌技术操作，无菌吸痰管应每次更换，储液瓶内的液体应及时倾倒，一般不应超过瓶的2/3，做好清洁消毒处理。

3.插管时不可有负压，动作要轻稳，以免损伤呼吸道黏膜，吸痰时负压调节应适宜。

4.每次吸痰时间不超过15秒，以免加重老年人缺氧；使用呼吸机或缺氧严重的老年人，吸痰前后应加大氧流量，再行吸痰；吸痰过程中应观察老年人气道是否通畅，患者的面色、呼吸、心率、血压，吸出痰液的色、质、量等并记录。

5.痰液黏稠时，可配合叩击、雾化吸入、蒸汽吸入，提高吸痰效果。

任务实施与评价

吸痰任务实施与评价，见表10-13。

吸痰操作视频

表10-13 吸痰操作流程及质量控制标准

项目	评分标准	得分	扣分标准	扣分
素质要求（5分）	1.报告姓名、操作项目，语言流畅，仪表大方，轻盈矫健	2	紧张、不自然，语言不流畅	1
	2.衣帽整洁，着装符合要求	3	衣、帽、鞋不整洁	3
评估、计划质量标准（20分）	1.评估环境：安静整洁，温、湿度适宜，通风良好	2	未评估环境 评估不全面	2 1
	2.评估老年人：理解、配合，平卧于原地，不随意移动	3	未评估	3
	3.和老年人沟通，安慰老年人，评估老年人意识状态，呼吸道痰液情况、口腔黏膜情况，告知吸痰的方式和目的，取得老年人的理解和配合	4	未沟通 沟通不畅	4 2

续表

项目	评分标准	得分	扣分标准	扣分
评估、计划质量标准（20分）	4.着装整齐，洗手、戴口罩	2	未洗手 未戴口罩	1 1
	5.物品准备：一次性吸痰管、有盖敷料缸内盛生理盐水、无菌治疗碗内盛无菌纱布、干燥挂瓶、手电筒、听诊器、治疗巾、弯盘、电动吸引器	9	每少或多一项用物扣1分	1
实施质量标准（75分）	1.沟通：协助医护人员带用物至老年人床旁，核对房号、姓名并解释，再次取得老年人配合	4	未沟通 沟通不畅	4 2
	2.给老年人高流量吸氧3~5分钟（口述）	2	未口述	2
	3.将消毒液瓶挂于床头	2	未悬挂	2
	4.连接电动吸引器负压瓶与橡胶管，接通电源，打开开关，检查通畅无漏气	4	未连接 未检查吸引器性能及导管	2 2
	5.正确调节负压（成人40.0~53.3kPa）	6	未调节负压 压力调节不适宜	6 3
	6.协助老年人将枕头往下移垫在肩枕处，头偏向护士，头略后仰，老年人颌下铺巾，放置弯盘	4	体位不适宜	2
	7.打开无菌敷料缸缸盖	3	未打开	3
	8.打开吸痰管包装一侧，取出手套戴好，取出吸痰管	4	戴手套污染 取吸痰管污染	2 2
	9.将吸痰管连接电动吸引器的吸引管接头，打开吸引器开关，在无菌敷料缸内试吸无菌生理盐水，湿润及检查导管通畅	6	未连接 未试吸生理盐水	3 3
	10.反折吸痰管（或打开吸痰管上开关），在无负压情况下将吸痰管经鼻腔插入20~25cm至气管	8	动作粗暴	6
	11.松开吸痰管（或关闭吸痰管上开关），在有负压情况下将吸痰管左右旋转，向上提拉（依次吸净气道内、咽喉、鼻腔内痰液），同一部位一次吸痰时间不超过15秒	4	未保持负压 吸痰手法不正确 吸痰时间超时	4 3 2
	12.吸痰同时注意观察老年人反应	2	未观察	3
	13.吸痰完毕，给老年人高流量吸氧3~5分钟（口述），抽吸生理盐水冲净管道内痰液	4	未口述 未冲管	2 2
	14.分离吸痰管，将手套及吸痰管置入医用垃圾桶内。关闭电源开关，将吸引器接口插入干燥挂瓶内	6	未置垃圾桶 吸引器接口放置不妥	3 3
	15.取纱布擦净口鼻，撤去弯盘、治疗巾。检查老年人鼻腔黏膜情况	3	未擦净 未检查	1 2
	16.听呼吸音，判断吸痰效果	3	未判断	3

续表

项目	评分标准	得分	扣分标准	扣分
实施质量标准（75分）	17.协助老年人取适卧位，整理床单位；做好有效咳嗽、叩击背部等通畅呼吸道的健康教育	3	未取舒适卧位 未健康教育	1 2
	18.储液瓶及时倾倒，不得超过2/3，清洁消毒备用，吸痰用物每日更换（口述）	2	未口述	2
	19.消毒双手，取下口罩	2	未洗手	2
	20.在记录单上记录老年人姓名、吸痰时间、吸出痰液的量、颜色和性状	3	未记录 记录不全，每少一项扣1分	3 1

 证考链接

吸痰

项目十一　安宁疗护

安宁疗护（hospice care）是临终关怀的医学新分科，是一种服务，是为临终患者提供全面照护，以减轻患者和家属精神压力为研究对象的一门新兴学科。安宁疗护（姑息治疗）的理念是通过医护人员、志愿者、社工、理疗师、药剂师及心理师等人员组成的团队服务，为患者及其家庭提供帮助，在减少患者躯体疼痛的同时，更关注患者的内心感受，给予患者"灵性照护"（该词源自中国台湾），让患者有尊严地走完人生最后一段旅程，安宁疗护在世界范围内已被许多国家和地区纳入了国家医疗服务体系。

任务一　认识安宁疗护

学习目标

知识目标：能正确叙述安宁疗护的理念。

能力目标：能对临终患者进行安宁疗护。

素质目标：增强学生对生命尊严的认识。

任务导入

赵爷爷，89岁。身高178cm，体重45kg。肺癌晚期，癌细胞在脑和骨组织等多处转移，卧床不起，呼吸、进食困难，极度消瘦。照护人员给予安宁疗护。

任务分析

赵爷爷已经进入生命的最后阶段，其生命的长度有限，照护人员和家属的精心护理和有效的安抚不能更多地延长其生命的长度，但可以通过提高其生命质量，让其有尊严地度过生命的最后阶段。

 知识拓展

一、安宁疗护概念

安宁疗护是向那些根治性治疗无反应或临终患者及家属提供包括生理、心理、社会等方面的全面支持与照护，使患者生命得到尊重，症状得到控制，减轻精神心理创伤，生命质量得到提高，家属的身心健康得到维护和增强的护理。安宁疗护理念肯定生命的价值，拒绝延长或加速死亡的来临，整合心理和精神层面的患者照护，提供支持系统以协助患者尽可能以积极的态度面对生活。其宗旨是减少临终患者的痛苦，增加舒适程度，提高生命质量，维护患者尊严，同时协助家属能够面对患者的疾病过程及其哀伤历程。

二、安宁疗护起源

安宁疗护的开创者是英国人桑德丝（Dame Cicely Saunders）。1947年她照顾一位年轻的癌症患者大卫·塔斯马，两人建立起深厚的友谊。由于当时医生对癌症患者的疼痛束手无策，桑德丝突发奇想："不知能否为癌症患者的疼痛做点什么？能否给他们更好的照顾？"于是桑德丝决定为癌症患者建立一个像家而比较不像医院的地方。1948年大卫去世，并将他的遗产五百英镑都留给桑德丝。自此桑德丝一直特别关心癌症患者，且继续为她的理想到处演讲、募款。

三、安宁疗护定位

1.安宁疗护重视生命，并认为死亡是一种正常过程。

2.临终关怀既不加速死亡（即不做安乐死）也不延后死亡（即临终时不做无谓而痛苦的人工复苏及加护病房延命措施）。

3.缓解痛苦和不适症状。

4.整合患者心理和灵性层面的照顾。

5.提供患者尽可能地积极生活（安乐活）直至生命最后一刻的一种支持系统。

四、安宁疗护目标

从患者及家属需求的紧迫性和满足的难易度上，可将安宁疗护的工作目标分成五个层次，由低到高依次排列：第一层是躯体无显著不适；第二层是本体感觉舒适，即环境安静有序、身体清洁无异味；第三层是社会性舒适，即有人陪伴、彼此接纳、愿意述说和倾听；第四层是心理情绪安适，即心理无纠结、情绪无不安；第五层是灵性舒适，即精神有寄托或相信未来。

安宁疗护是医学人道主义精神的具体体现，是一种组织化的医护团队照护方案，将安宁疗护的工作目标划分为五个层次，可为团队工作提供原则性系统指导，能够更好地帮助临终者在身体舒适、平静安宁的情况下有尊严地走完人生的最后旅程，同时使临终者家属获得精神支持，最终实现"逝者魂安""生者心慰"的目标。

五、安宁疗护的五全理念

患者是具有身体、心理、社会及精神各层面需要及反应的整体，因此在疾病无法治愈，濒死无法挽回的情况之下，给予患者全人整体照顾，应尽可能满足患者各层面的需要，最后协助其平安、有尊严的死亡。同时，一人生病，其家人必也经历一场灾难，患者家属也急需帮助，因此安宁疗护包括家属的咨询及协助、患者幼年子女的哀伤照顾、患者去世之后家族的哀伤辅导等，提供"五全"照顾理念。

1.**全人**　把患者看作整体的人来照顾、来关怀。从身、心、灵三个层面上给予全方位的照顾，减轻身体疼痛不适、满足终末期患者心愿、坦然面对绝症和死亡，消除恐惧。

2.**全家**　协助家属减轻心理负担及实际照顾患者的工作。除了照顾患者外，也要照顾家属。帮助他们正视亲属即将离去的现实，减轻悲伤，同时解决因亲属即将离去所带来的体力、心理和精神等问题。

3.**全程**　自病发开始，治疗过程中，往生前后，殡葬事宜乃至家属在丧亲后的哀伤辅导，都在安宁照护之列。

4.**全队**　由一组训练有素的工作团队，分工合作，共同照顾病患及家属，成员包括医护人员、营养师、康复师、心理咨询师及社会工作者、义工等。

5.**全社区**　希望通过安宁居家护理的推动，达到全社区的照护，带动整个社区，参与到彼此关怀的医疗及社会照顾中来。

六、安宁疗护服务模式

（一）国外安宁疗护服务模式

通常国外安宁疗护根据经营方式可分为以下三种。

1.**独立的安宁疗护医院（free-standing hospice）**　英国模式大都属于此种，独立的安宁疗护医院硬件设施像家庭般温馨，而不像医院般严肃。病房如同家中有卧室，有如客厅般的会客室，有安静的祈祷室，甚至美容院等。庭院设计更是花草茂盛、鱼池鸟园，可以让患者徜徉于大自然中享受生活的品质。

独立安宁疗护医院所有的硬件设计、工作人员的训练、每日医疗作业内容，都是针对患者的特殊需要，使患者在像家一般甚至比家更美好的环境中度过美好的生活，当然这一切均需要庞大的建院经费及昂贵的经营成本。

一般国外独立的安宁疗护医院皆为小型，患者总数由十人到六十人不等，小型医院能较好地进行质量监管，以保证患者得到最好的服务。

2.**医院安宁疗护病房（hospice-based hospice）**　在综合医院中划出一个病房单位，作为安宁疗护病房。它的优点是，比较容易设立，可利用现成的病房设备，及现有的专业人员再加以安宁疗护训练，就能开始作业。缺点是受制于原有的硬件设施，不一定能满足患者的特殊需要，工作人员受制于整个医院大体系的制度，有时也难以实现安宁疗护应有的理想，例如病床数与护理人员的编制数等，因为要提供高质量的照顾，安宁疗护所需的护理人员，常需要比一般病房多出2~3倍。

3.综合医院安宁疗护小组　即在综合医院中设立安宁疗护小组，以协助其他专业人员照顾散住在医院各病房的终末期病患。其优点为不需要特定的病房，缺点则在于很难真正地做到安宁疗护。由于患者散住在综合医院的各个病房，接受一般的常规作息及治疗，不符合末期患者的医护特殊需求。此外，安宁疗护小组只是被咨询时才提供协助，若病房的医护人员安宁疗护意识不强，不主动咨询，患者就不能得到安宁疗护。

以上三种模式是由经营的方式所区分，但每一种经营方式，都可以包括以下三种服务类型：①住院病房：适合患者的居家环境不适宜养病，家中无人照料，必须住院者。这样患者的症状可以得到密切评估及观察，以求得到最好的缓解方法。②居家照顾：家中至少有一人能陪伴患者身旁，症状已获得有效控制，可以回家调养，安宁疗护专业人员定期及随时出访，使患者能够安心地住在家中，在最熟悉的环境中生活。③日间照顾中心：有些患者的家属白天需要上班，患者白天在家无人陪伴，这些患者可在日间照顾中心接受安宁疗护，晚上家属下班后送患者返家休息。

（二）国内安宁疗护服务模式

1.安宁疗护的专门机构　这种形式具有完善的医疗、护理设备，相应的专业技术人员，为患者提供专业化、规范化的安宁疗护服务，如上海的南汇护理院。

2.综合医院内附设安宁疗护病房　这种形式利用医院现有的物质资源，为患者提供医疗、护理和安宁疗护。

3.居家照料　是以社区为基础，以家庭为单位开展安宁疗护服务。一般由安宁疗护学术组织联合医院、社区保健机构共同协作进行。医护人员根据患者的病情，每日或每周按需到家中探视，提供安宁疗护和居家照护。

七、安宁疗护服务内容

"美国安宁疗护临床实践指南"提出了安宁疗护服务内容的八个领域及各领域要求。

（一）组织和服务流程

1.由跨学科的安宁疗护专业团队提供安宁疗护和临终关怀，包括医护人员、药剂师、社会工作者、精神关怀辅导员及其他初级卫生保健专业人员。

2.向安宁疗护和临终关怀领域的所有医护专业人员提供继续教育。

3.每日24小时、每周7天向患者和家属提供安宁疗护和临终关怀式服务。

4.临终关怀和安宁疗护人员的专业应经过适当培训，和/或取得在其专业领域进行资格认证。

5.提供足够的训练和临床支持，以保证专业工作人员对自己为患者提供安宁疗护的能力有足够信心。

6.基于对患者和家属的需要、价值观、意愿、目标跨学科的综合性评估，制定、使用和定期审查一个及时的护理计划，达到目前隐私法允许的范围，确保该计划在国内外广为传播至所有参与照顾患者的专业人员。

7.预计寿命不超过一年者，医疗专业人员应向所有患者和家属介绍临终关怀，使其不感到意外，当患者进一步虚弱，应再次介绍临终关怀事项。

8.确保医疗机构之间的调动、患者的目标、意愿、价值观和临床信息的及时和深入的沟通，使护理的连续性和无疏漏随访得以保证。

9.安宁疗护和临终关怀护理方案应要求患者和照顾者评估医师或卫生保健人员讨论选择临终关怀的能力；向患者进行有关疾病过程、预后以及干预措施潜在的益处及伤害方面的健康教育，让患者对他们的治疗做出知情决策。根据患者的个体化护理计划，向家庭和无执照护理人员提供教育和支持，以确保患者的安全及得到适当的照顾。

（二）身体方面的护理

1.使用有效的标准化工具评估并记录疼痛、呼吸困难、便秘和其他症状。

2.及时、安全、有效地评估和控制症状及不良反应，达到患者和家属可以接受的水平。

（三）心理精神方面的护理

1.使用有效标准评估和记录焦虑、抑郁、精神错乱、行为障碍和其他常见心理症状。

2.有规律地、持续地评估和处理患者及家庭的心理反应，以解决情感和功能的损害和缺失。

3.以及时、安全、有效的方式处理上述症状，达到患者和家属可以接受的水平。

4.制定和提供一个悲痛和哀伤辅导护理计划，至少在患者死亡前后的13个月，为患者和家属提供丧亲辅导服务。

（四）社会方面护理

1.制定和实施一个全面的社会服务计划，解决患者和照顾者社会、实践和法律服务的需求，包括社会生活等各方面的问题。

2.定期进行医护人员和其他跨学科团队成员与患者及家庭照顾者会议，以提供信息，讨论保健目标、疾病预后、预设医护照顾计划，并提供支持。

（五）精神、宗教及价值观方面的护理

1.使用结构化工具评估宗教、精神和价值观，在此基础上发展一个文件性计划，并将评估整合到安宁疗护计划中。

2.通过有组织的咨询服务，提供有关精神保健服务的有效信息和精神关怀。

3.专门的安宁疗护和临终关怀团队，应包括经过培训和认证的精神关怀专业人士。

4.专业的安宁疗护和临终关怀精神护理人员，应与社区工作人员建立伙伴关系并提供临终照护相关的教育和辅导。

（六）文化方面护理

1.将文化评估作为一个组成部分，纳入全面的舒缓疗护和临终关怀评估，包括但不局限于决策过程、有关信息披露的选择、家庭沟通、实情告知和决策、饮食选择、语言、支持措施的渴望。

2.按照患者和家庭的语言背景，提供相应文化背景下的专业翻译服务。

（七）临终护理

1.认识并记录临终阶段的转变，传达给患者及家庭，并对预期死亡给予支持。

2.以一种适当、人性化和恰当的方式，及时教育家属关于临终的迹象和症状。

3.作为连续护理计划过程，定期确认和记录患者和家庭对死亡地点环境的愿望，并尽可能满足患者和家属的选择。

4.提供足够剂量的镇痛药和适当的镇静药，以便使患者在临终阶段舒适，积极处理患者对使用麻醉药品和镇痛药加速死亡的担心和恐惧。

5.根据家庭文化和宗教习俗，按照当地法律进行尸体料理。

6.患者死亡后，家属仍是护理的重点，及时实施丧亲抚慰使家属的悲痛情绪得以疏导。

任务二 安宁疗护在老年护理中的应用

▶▶ 学习目标

知识目标：能正确叙述老年人临终前心理发展的几个阶段及特点。

能力目标：能对临终老年人进行安宁疗护。

素质目标：增强学生对生命尊严的认识。

任务导入

刘奶奶,69岁。为人和善,平日勤俭持家,不吸烟、不喝酒。半年前胸痛、呼吸困难,到医院检查,诊断肺癌晚期。刘奶奶百思不得其解,为什么自己会得这个病,不相信自己真的得了肺癌,要求进一步检查,整日焦虑不安,睡眠障碍。如何让刘奶奶接受现实,安心养病?

 知识拓展

一、老年人临终前心理发展的阶段及特点

无论临终者所处的社会环境、文化背景如何不同,个体差异有多大,临终者对维护自己作为人的尊严的需求、对爱的渴望和对被关怀照顾的需要是相近的。库伯勒·罗斯在她的《论死亡与临终》一书中提出将临终患者通常经历的心理过程划分为五个阶段:否认期、愤怒期、协议期、忧郁期、接受期,同时库伯勒·罗斯博士指出:以上五个阶段不一定按顺序发展,不一定互相衔接,有时交错、有时缺如;各阶段时间长短也不尽相同。

1.否认期 该阶段患者不相信自己真的患病,找各种理由否认患病事实,甚至认为是医院的误诊造成。从心理学角度来看,临终患者对病情的否认反应其实是一种很自然的心理防御机制,目的就是逃避内心的痛苦。

2.愤怒期 该阶段患者不能正面面对疾病,表现为愤怒、恐惧、怨恨、嫉妒心理:"为什么是我,为什么要发生在我身上,上天实在是太不公平了!"在这一时期,患者的自制力下降,在接受治疗和护理时表现为烦躁,消极应对,不配合治疗,常常会无意识地迁怒于他人,对周围的亲属甚至是工作人员恶言相向,提出不合理要求等,对治疗不能采取合作态度。从心理学角度看,其实是心理防卫方式的一种转移机制,以此将自己心中的不满发泄在别人身上。

3.协议期 此期患者变得和善,承认已患病症的现实,不再怨天尤人,对自己的病情抱有希望,能积极配合治疗。配合医护人员的各项检查和治疗,制订与疾病斗争的方案,希望能延长寿命。在这一时期,患者对于这个社会还有许多的不舍,如爱人、家人、朋友、同事等,对人生还是充满希望的,这是人的生存本能与生存欲望的反应。

4.忧郁期 该阶段患者已经认识到治疗无望,不得不面对所患疾病的现实,症状愈加明显,身体状况日益恶化,因而产生绝望,出现退缩、悲伤、沉默、情绪低落、哭泣等反应。忧郁的严重程度依个人情况而不同,但是此期是出现自杀行为的高峰期。从心理学角度看,这种潜逃机制是一种消极逃避的行为,不能排

解痛苦，还会磨灭对生存的希望，削弱和疾病作斗争的信心。

5.接受期　在这一时期，患者接受事实面对死亡，表现平静、稳定、少言寡语。对自己即将面临的死亡有所准备，极度疲劳衰弱，常处于嗜睡状态，感情减退，静静等待死亡的到来。

二、不同心理阶段护理

1.否认期　对处于否认期的患者，护士应与患者沟通，真诚地对待患者，不要揭穿患者的防卫机制；医护人员对患者病情言语要保持一致性；经常陪伴患者，注意非语言交流技巧的使用，尽量满足患者心理方面的需求，使他们感受到医护人员给予的温暖和关怀，觉得自己没有被抛弃，仍有许多人在关心他；注意维持患者适当的希望，应根据患者对其病情的认识程度进行沟通，耐心倾听患者的诉说，与患者交谈时要认真倾听，表示关心和理解；在沟通中注意因势利导，循循善诱，实施正确的人生观、死亡观的教育，使患者逐步面对现实。

2.愤怒期　尽量让患者表达其愤怒，让其有情感宣泄的机会，应该看成是正常的适应性反应。作为医护人员要充分理解和同情患者，倾听患者的心理感受，允许患者发怒、抱怨、不合作等发泄行为，做好家属的工作，给予患者宽容、关爱和理解，并注意保护其自尊心。如患者的行为过激时，就应该加强监护，适当的时候给予镇静药，稳定患者情绪。

3.协议期　在这一阶段患者的态度十分积极，应该利用这一阶段调动患者的主观能动性，予以患者指导和帮助，加强护理，尽量满足患者的要求，使患者更好地配合治疗，以减轻痛苦，控制症状。在交谈中，应鼓励患者说出内心的感受，尊重患者的信仰，积极引导，减轻压力。

4.忧郁期　医护人员和家属应让患者表达自己的情绪，谈及死亡内容时应当耐心倾听，给予及时准确地回应，使患者感觉被接纳，经常陪伴患者，给予精神支持，安排亲朋好友见面、相聚，并尽量让家属陪伴身旁。注意安全，及时观察患者的不良心理反应，预防自杀等意外事件的发生。

5.接受期　尽量给患者安排单人房间，营造安静、温馨的环境，同时也要求陪伴的亲人和来访者保持安静，减少外界干扰。关心、支持、尊重患者，不强迫与其交谈，加强生活护理，使其安详、平静地离开人间。

三、临终者家属的心理及护理

临终不仅给患者带来痛苦，也引起患者家属痛苦的心理反应，正如库伯乐罗斯所说："亲属往往比患者本身更难以接受死亡的事实。"作为一种全方位社会卫生服务的临终护理，对于临终者家属的安抚也是必不可少的。患者临终前后，亲属承受着巨大的痛苦和折磨，因此，全方位的临终关怀工作也应该包括安抚照顾患者的家属。一方面，要通过对患者的关怀照顾，使家属的心理得到安慰；另一方面也要使家属尽早对患者的病情进展及预后有一个正确的了解和认识，在有充分心理准备的基础上，积极主动地配合医护人员，完成对患者的临终关怀，并共同努力料理后事，使患者"善终"，使亲属欣慰。死亡对患者是痛苦的结束，而对家属则是悲哀的高峰，他们遭受丧亲的痛苦，对死亡有了真切的情绪感受，体验到自己面对死亡的极度恐惧和无助，因此对待家属仅有理解和同情是不够的，还要有疏导和劝慰的技巧，为家属提供尽情发泄内心痛苦的机会，并尽早疏导悲痛过程，使他们度过心理危机，恢复对生活的信心。

四、死亡教育

（一）老年人死亡教育的内容

死亡教育是指引导人们科学、人道地认识死亡、对待死亡，以及利用医学死亡知识服务于医疗实践和社会的教育，其主旨在于使人能够正确地认识和对待人人都不可回避的死亡问题。医学伦理学辞典中对死亡教育的解释是"就如何认识和对待死亡而对人进行的教育"，包括正确地认识和对待自己的死亡，同时也正确地认识和对待他人的死亡。

（二）接受死亡教育的意义

死亡教育可以帮助人们勇敢地正视生老病死，并把这种认识转化为尊重生命，呵护健康的强大动力，进而提高自己的生命和生活质量。死亡教育的开展可以使临终者本人和家属获得更多的死亡知识，帮助其树立科学、合理、健康的死亡观，从而使死者泰然，家属坦然。死亡教育在医学教育领域是实施临终护理的基础，也是实施临终护理的先决条件，实质是帮助人们认清生命的本质，接受生命的自然规律，克服对死亡的恐惧，学习如何"准备死亡，面对死亡，接受死亡"；对终末期患者家属进行死亡教育的目的在于帮助他们减轻悲痛程度、缩短悲痛过程，帮助他们接受患者病情的变化和死亡。护理人员既是人生的迎接者，也是人类生命尽途的送别者，在人类生命的长河中，扮演着特殊的角色，必须首先接受死亡教育。对护理人员进行死亡教育，有利于她们树立科学的世界观和人生观，健康地成长；有助于护理人员更好地为患者及家属服务，提高安宁疗护质量，良好的死亡教育无论对其自身或是对其服务对象都具有重大的现实意义。

老年人的死亡教育是对死亡生理、心理知识的社会化、大众化普及的过程，是引导人们科学、人道地认识及对待死亡，以及利用医学死亡知识服务于医疗实践和社会的教育。老年人已经进入生命的倒计时，步入了生命的最后旅程。由于机体各项功能的退化，疾病缠身，他们成为与死亡最接近的特殊群体，往往其家属也在病榻前承受着亲人即将离去的痛苦和恐惧。因此对老年人及其家属进行死亡教育，使他们了解死亡，建立合理的心理适应机制，从而坦然地面对死亡。对老年人进行死亡教育包括以下内容：

1.正确地认识死亡　死亡教育的第一步是认识死亡，老年人只有对死亡有了正确的认识，才能减轻对死亡的恐惧和临终前的痛苦、悲伤和绝望，才能从容面对死亡。死亡是人生命的停止，是不可避免的，生活的法则掌握在生者手上，在有生之年应积极完善自己的人生，让自己的生命更加有意义。

2.正确地对待疾病　疾病是生命的天敌，它危害人类的健康和生存。积极的心理状态，顽强的精神，乐观的情绪，可以提高机体的免疫力，缓解疾病。与疾病抗争，就是和生命赛跑，某种意义上是和死亡做斗争。老年人患病之后，一定要保持积极、乐观的态度和治愈疾病的信心，积极配合治疗。

3.树立正确的生命观　唯物主义认为，生命有尽头，对"死"的思考，实际上是对整个人生观的思考。可以使人们认识到个人的局限性，从而思考怎样去追求自己的理想，怎样去度过自己的岁月。老年人能做到老有所依、老有所养、老有所用、老有所乐、老有所长，就是老年人的幸福。

4.做好充分的心理准备　当人们步入老年期后，面临的是走向人生终极——死亡。虽然人们都明白"人生自古谁无死"的道理，但是要做到平静地对待死亡，从心理上接受死亡并不是容易的事。认识和尊重临终的生命价值，也是死亡教育的真谛所在，这对于临终的老年人是非常重要的。

 证考链接

安宁疗护

参考文献

［1］冯晓丽.养老照护初级［M］.北京：中国人口出版社，2019.

［2］冯晓丽.养老照护中级［M］.北京：中国人口出版社，2019.

［3］郭书芹，王叙德.外科护理［M］.2版.北京：人民卫生出版社，2020.

［4］化前珍，胡秀英.老年护理学［M］.4版.北京：人民卫生出版社，2017.

［5］李乐之，路潜.外科护理学［M］.7版.北京：人民卫生出版社，2021.

［6］李小寒，尚少梅.基础护理学［M］.北京：人民卫生出版社，2018.

［7］刘晓清.养老服务评估实用基础［M］.北京：中国社会出版社，2018.

［8］孟群，刘爱民.国家疾病分类与代码应用指导手册［M］.北京：中国协和医科大学出版社，2017.

［9］单伟颖，息淑娟.老年护理［M］.北京：人民卫生出版社，2022.

［10］沈军，王秀清.老年护理学［M］.北京：人民卫生出版社，2019.

［11］王海京.心肺复苏与创伤急救［M］.北京：人民卫生出版社，2015.

［12］周春美，陈焕芬.基础护理技术［M］.北京：人民卫生出版社，2020.